Remedios florales para la culpa

o

Cómo desarrollar la salud, la prosperidad, el amor y el perdón

Purificación Lozano

Editorial ⊙ Creación

Temática: Flores de Bach, Plantas Medicinales, Salud, Medicina Natural, Autoayuda

© Purificación Lozano
© Editorial Creación
  Jaime Marquet, 9
  28200 - San Lorenzo de El Escorial
  (Madrid)
  Tel.: 91 890 47 33
  http://www.editorialcreacion.com
  http://editorialcreacion.blogspot.com/

Primera edición: mayo de 2015

ISBN: 978-84-15676-59-1
Depósito Legal: M-14695-2015

Maquetación: Mejiel

Printed in Spain

Printed in Spain

CONTENIDO

INTRODUCCIÓN

Cuando caminamos por la vida con la gran certeza de que algo no va bien, o nos preguntamos por qué a los demás sí les va bien y a nosotros no; o ni siquiera nos lo planteamos, sino que aceptamos esta situación sin más vueltas, viviendo como en un submundo en el que tanto nos cuesta conseguir las cosas (en el mejor de los casos); o cuando parece que todo se pone en contra…

Quizá no se trata de un destino cruel que hemos de sobrellevar, o una mala racha, o una crisis generalizada tan cómoda para «culparla» de todos nuestros infortunios.

Quizá sea un nocivo sentimiento asentado de tal forma y tan sumamente arraigado que no somos capaces de identificarlo y, mucho menos, aislarlo de nosotros, de nuestro Ser. Esto es lo que provoca nuestra ruina a tantos niveles: mental, emocional o físico, así como en los pilares fundamentales de la prosperidad, la salud o el amor.

Es la terrible culpa, enmascarada y sumamente desapercibida, la que va minando, de una forma completamente soterrada, las bases de nuestra vida y de nuestra felicidad.

Dicen que no hay como conocer el origen del mal, para que este desaparezca y esto es lo que pretendo al escribir este libro: aportar un rayo de luz ante tanta oscuridad, o dar las pautas y claves para recuperar lo que siempre ha sido nuestro: la salud, la prosperidad y el Amor.

En principio, parece que ni existe (al menos, en mi vida no la veía), pues una de sus «virtudes» es la de pasar completamente desapercibida. Pero observando detenidamente la reacción de muchas personas a mi alrededor, poco a poco fui tirando del hilo y encontré unas raíces profundísimas en todos los sentidos, incluso, bien arraigadas en el tiempo. De forma que se encuentran las primeras raíces… en la manzana de Eva: el pecado original (aunque, exactamente, manzana no se describe ninguna, sino que el texto nombra «el árbol del conocimiento del bien y del mal» o, como luego, se le denominó «el fruto prohibido»).

Actualmente, y siguiendo la pista, al menos, de la palabra, se me viene a la cabeza la famosa frase del acto penitencial en todas y cada una de las misas «por mi culpa, por mi culpa, por mi grandísima culpa». ¡Hasta tres veces se repite!, terminando con adjetivo mayúsculo. Además, para colmo, se conjuga acompañado de golpecitos en el pecho… En esta zona se haya la glándula timo, la cual es hipersensible a cualquier emoción: a las emociones positivas, que aumentan considerablemente su energía. Pero si esta es negativa, como es el caso, inmediatamente bajan las defensas y deprime todos los sistemas, entre ellos, el inmunitario.

En este mismo lugar es donde se aconseja dar golpecitos con la yema de los dedos y, a la vez, decir frases positivas de curación, prosperidad, amor, porque lleva la información directamente a los sentidos, a la conciencia y al lenguaje. Se la conoce por la hormona de la felicidad y está unida directamente al corazón.

¡POR FAVOR Y, BAJO NINGÚN CONCEPTO, TE DES GOLPECITOS EN ESTA ZONA, DICIENDO NINGUNA FRASE NEGATIVA! Al contrario, cuantas más frases positivas te repitas de esta forma, ¡tanto mejor!

(Puedes buscar más información en Google o YouTube donde encontrarás abundantes artículos y vídeos sobre esta maravillosa glándula)

Siguiendo más pistas y observando a mí alrededor, encuentro que, en mayor o menor medida, ¡todos sucumbimos a esta nefasta influencia! causando la gran mayoría de las desgracias, por lo que he decidido denunciarla y desenmascararla a través de este libro.

HISTORIA

Como ya es sabido, el hecho de que los primeros padres mordieran la fruta prohibida fue lo que llevó a Dios a expulsarles del paraíso. Es lo que se conoce por el «pecado original».

A partir de aquí «todos los descendientes de Eva» heredamos este pecado que arrastraremos *per secula seculorum* (por lo siglos de los siglos).

Este es el resumen que llevamos grabado en el ADN (curiosamente el primer padre se llama Adán) y aquí encontramos la primera culpa que nos han inoculado desde tiempos ancestrales, haciéndonos creer, en consecuencia, que somos pecadores de nacimiento… terrible germen totalmente contrario al concepto de un Dios-Padre/Madre-Amor que nos creó a «Su imagen y semejanza».

Sabemos que la Biblia no se puede leer de una forma literal; es más, tiene varias lecturas. Mirando con detenimiento y si analizamos el significado, podremos entender fácilmente que, en aquel momento en que el hombre «recién creado» era imposible que tuviera acceso al «conocimiento» total y absoluto, pues esa inmensa energía le podía destruir.

Es como si a un bebé le diéramos de comer un buen filete (utilizo este símil por lo exagerado pues rechazo alimentarnos de los hermanos animales. En el mismo Génesis, 1:29 dice: «Os he dado toda planta que da semilla, que está sobre toda la tierra, y todo árbol en que hay fruto y que da semilla; os serán dadas para comer»).

Es decir, los hombres, al igual que los ángeles, vivían alrededor del Padre, en el Paraíso. Pero el hecho de comer el fruto prohibido del árbol del «conocimiento del bien y del mal» les llevó, directamente, a despertar a ese conocimiento… del bien y del mal, a precipitarlos hacia él: tomaron conciencia de todo, del bien en el que vivían y también del mal, obligándoles a tener las mismas vivencias y, por lo tanto, descender a la más profunda materia donde adquirir todo tipo de experiencias, incluyendo las más adversas. Son las experiencias, en definitiva, (buenas o malas) las que nos dan «conciencia», nos enseñan, con las que aprendemos lecciones. Es la forma más firme y segura de adquirir ese conocimiento.

Conocimiento significa «conectar, fundirse con lo que queremos conocer». De tal forma que no solo se adquiere conocimiento a través de filosofías, cursos, aprendizaje, en definitiva, de una forma mental o emocional, sino que el verdadero conocimiento se adquiere a través de la materia: si es por el tacto, tocando; si es algo oloroso, por el olfato; etc. Es decir, no es cuestión de tratar un tema sesudamente, sino que es imprescindible fundirse, formar parte como unidad de lo que queramos «conocer». De ahí repite la Biblia en tantas ocasiones: tal y cual «se conocieron» y tuvieron un hijo, porque de este conocimiento, de esta fusión siempre surge una conclusión: ¡un hijo!, un nacimiento, el fruto de esa unión, de ese conocimiento.

Dicen los maestros que, desde entonces, el hombre ha ido descendiendo paulatinamente hacia los mundos más materializados. Y es ahora, en estos tiempos, cuando ya hemos tocado fondo, el punto más bajo de la materia, hemos llegado al punto de inflexión y comenzamos el ascenso hacia el Hogar. Es decir, estamos hacia el medio en la etapa de toda la evolución del hombre. Ahora hemos de recorrer el mismo camino, pero ya en sentido ascendente hacia el Hogar, el Paraíso.

Y tiene sentido, pues echando la vista atrás, podemos observar que, en los comienzos, el hombre tenía una gran conexión con lo divino, pero poco a poco, a lo largo de la historia y en su detrimento, ha ido perdiendo esa conexión a favor de la máxima expresión del materialismo, de forma que ha llegado a parecer (y así lo reivindican muchos sectores de la sociedad) que Dios no existe.

También observamos que, desde este pasado siglo, con el cambio de la era de Piscis a la de Acuario, una nueva oleada de ideas, conceptos y de regeneración está resurgiendo en todo el planeta. Ahora ya es patente esta oleada de vida y aire fresco, imparable desde todos los ámbitos.

Es en esta nueva etapa, en el tercer milenio, cuando sale a la luz la más maravillosa de todas las enseñanzas, la enseñanza del AMOR que nos regaló Jesús el Cristo, el Hijo bien amado y Hermano nuestro; encarnó como ser humano para salvarnos de todos los «pecados» cometidos; es decir, hizo una gran limpieza de toda la negatividad, de todos y de todos los tiempos, así como, principalmente, vino a enseñarnos el AMOR que todo perdona y todo disculpa, la esencia de la divinidad, la energía más pura, sin mácula. Es decir, hizo un «borrón y cuenta nueva» para comenzar una nueva etapa en un plano superior de conciencia.

Antes de nacer el Cristo, imperaba la ley del Talión, el «ojo por ojo y diente por diente», la ley del karma pura y dura (tanto haces, tanto pagas). Y como, además, el hombre, en lugar de corregirse, iba a peor, cada vez más iba cayendo en el abismo, hacia su autodestrucción… Por este motivo, vino Jesucristo, para cambiar esa dinámica perversa y elevarnos un peldaño más arriba: cambiar el pasado caótico con vías a su destrucción por un nuevo orden, el orden del Amor.

De forma que, anteriormente, había que cumplir las etapas propias de la materia, como ocurre en la madre natura: enraizar, desarrollar, dar flores y, por fin, los frutos ¡nunca es al revés! Según lo que hagamos, es lo que vamos a recibir, inexorablemente. Pero el Amor es el mayor bálsamo transformador y curador, es decir, si nos damos cuenta de haber cometido un error, si tomamos conciencia de ello y pedimos perdón (aunque sea en los mundos internos), reparando la falta; en definitiva, si desarrollamos el amor ante algún acto negativo, automáticamente desaparece la dinámica anterior, saltándonos todas las etapas, entonces ¡se produce la magia! Lo que podría parecer insalvable, de repente, se encauza de la mejor forma. En ese momento, estamos trascendiendo la ley del karma. ¡Ya no existe! Además, estaremos dando un salto cuántico en el avance de nuestra evolución, al no tener que seguir sus pautas, sobre todo, en esfuerzo y tiempo.

EL PERDÓN

El amor lleva intrínseco el perdón. Perdonando no exime al culpable de pagar sus malos actos, sino de liberarnos de ese hecho.

Aunque tampoco hemos de juzgar a los demás, bajo ningún concepto, pues no sabemos cuál es el fondo real, no sabemos si están cumpliendo un karma o están realizando algún tipo de sacrificio. Podríamos incurrir en hablar u opinar de algo muy grave que no tiene fundamento. Y aunque así fuera, sabemos que la intención llega a la persona criticada con lo cual, tampoco la estamos ayudando con nuestra energía, sino todo lo contrario, estamos añadiendo más carga negativa a sus espaldas.

Sin perdón, podemos estar viviendo indefinidamente, vidas y vidas, entrando en un bucle de difícil solución o, incluso, de mal en peor: en esta vida tú te vengas de mí y en la próxima yo me vengo de ti… así sucesivamente, incluso en aumento.

El perdón logra romper esta dinámica, nos libera del deseo de venganza que tanto nos envenena y nos desconecta de ese nudo lleno de sentimientos indeseables. No significa que la otra persona evite el tener que dar cuentas, en su momento, por sus actos, desde luego. Es independiente una cosa de la otra.

El perdón, incluso, nos libera a nosotros mismos de la culpa, pues culpándonos lo único que conseguimos es agravar el problema, sin aportar solución alguna, o incluso, todo lo contrario. El perdón, como faceta del amor, es el gran disolvente de cualquier tipo de negatividad.

Y como, normalmente, la negatividad que albergamos no nos es consciente, aparece en nuestro alrededor en forma de enemigos o adversidades, de modo que, en estos casos, nos ayudan las anécdotas cotidianas, los mensajes, sueños, símbolos, que utilizaremos para entender su significado. Entendiendo el porqué, podremos poner, rápidamente, la solución.

De tal forma, nos está ahorrando una gran cantidad de tiempo valiosísimo, esfuerzo y sufrimiento, con lo cual, adelantamos en nuestra evolución mucho más rápido. Incluso, si desarrolláramos plenamente el amor, podríamos conectar, trascender y descubrir el Ser que somos y liberarnos de la rueda de encarnaciones, llegando a alcanzar la trascendencia, el nirvana o la iluminación. Al menos, lo lograríamos en mucho menos tiempo.

Cuando se presenta una situación adversa y no hay forma de encontrar la solución, es la fuerza del Amor la que va a disolver tal situación. La fuerza del Amor actúa más allá del mundo físico, de forma que, sea lo que sea que se muestra de una manera enconada negativamente, el Amor va a aportar Luz en tal cuestión, evitando la prolongación indefinida en el tiempo y el sufrimiento que ello conlleva. Es decir, el Amor proyecta una Luz tan potente que va a realizar el milagro instantáneo, sin más dilación. Es la magia que surge cuando se presenta algún imprevisto desagradable: si aplicamos la solución correcta, ¡desaparece en ese preciso momento! La mejor y más definitiva respuesta siempre es el Amor.

PROSPERIDAD, TRABAJO

Cuando arraiga la culpa, la persona se siente el ser más mísero, merecedor de nada bueno y, por lo tanto, y aunque exista una gran prosperidad al alcance de la mano, inconscientemente genera una gran energía adversa, de tal forma que va en detrimento el modo de mantener un trabajo estable o unos ingresos mínimos.

Suele ocurrir en crisis durante las cuales es más fácil culparse o fustigarse; además, por estar en esa situación, con más motivo. Nada ha dado lugar a su situación, sino que todo es originado por sí mismo, todo… incluyendo lo que está lejos de su alcance (así es como piensa).

El perfil es muy parecido entre personas que sufren este mal:

Fernando era un alma libre, sin ataduras a nada ni a nadie. Decía que le gustaba la libertad, respirar el aire limpio y tratar con la gente de la calle, directamente.

De este modo, su vida giraba en torno a un puesto ambulante donde «se ganaba la vida». Pero su afán de agradar, de volcarse en los demás en una errónea ayuda generosa y altruista hacia los más desvalidos (veía a todos de este modo) le llevó a ir, poco a poco, menguando en sus ingresos, pues es imposible ganar en la vida cuando se gasta (por el motivo que sea) más de lo que se gana. Esta es una regla muy simple y básica y, parece ser, difícil de entender.

Su vida fue en detrimento, negándose en redondo a ser ayudado y justificando su situación con aquello de que «es la crisis que nos invade, porque los políticos…». O «ya os decía yo que venían tiempos malos».

Lo último que supe de él es que estaba viviendo medio en la indigencia, sin cambiar un ápice su actitud…

En el caso de Cati, tardé tiempo en dar con la cuestión, por lo que se enmascara.

Me llama un día, llorando, que estaba muy mal, que quería tirarlo todo por la borda, que no podía ni con la casa, ni el trabajo, ni con su pareja. ¡Una calamidad!

Le hice un preparado de flores, pero no surtió efecto, o muy leve. Le aconsejé que tomara otras más…, y tampoco, hasta que ¡se me hizo la luz! Entonces, le aconsejé que no tomara ninguna más, ¡solo el pino!

Y ¡se realizó el milagro! en pocos días, se reconcilió con todo y con todos. ¡Hasta ese punto llega esta fuerza extraña!

Las personas, acuciadas por el solapado mal de la culpa, actúan así: dando y dando más de lo que tienen como forma de pagar algún mal pasado o alguna otra justificación interna.

Si preguntas a estas personas por qué actúan así, te van a justificar muy clara y sencillamente de alguna forma lógica, enmascarando la auténtica raíz. Son aquellos que se conocen porque les «quema el dinero en las manos».

Realmente y, en el fondo, es un gran acto de soberbia pues no admiten, bajo ningún concepto, ser perdonados por sí mismos, ser ayudados o ganar más de lo que han de gastar.

Por otro lado, si en un momento dado se ha cometido algún error y el Padre nos perdona (porque todo lo perdona), ¿quiénes somos nosotros para estar por encima de Él y no perdonarnos, para no poder disfrutar de lo bueno que nos da la vida o la gente a través de ella?

Solamente abriendo una ventana a la luz, al perdón y aceptar la benevolencia, la alegría, la fuerza que guardamos en nuestro interior, y que es ilimitada, podemos sobrepasar estas etapas.

En definitiva, despedir o desprenderse de esas capas tan densas, incluso, negras o esos egos tan arraigados para ser quien realmente somos: seres de luz y amor.

SALUD

omo estamos viendo, la culpa viene de orígenes remotos; por lo tanto, genera alteraciones internas, psicosomáticas, que terminan por materializarse, por desarrollarse físicamente. Pero si el sentimiento de culpa es tan arraigado que alcanza a varias vidas anteriores, tenemos la enfermedad congénita o enfermedades raras de muy difícil solución.

La persona que desarrolla esta «emoción» tan dañina, en el aspecto que sea, bien por karma o bien por propia y profunda e inconsciente decisión, ya se encarga de que sea irremediable desde cualquier punto de vista. De ahí que las enfermedades raras tienen el añadido que escuchamos muchas veces: «no se encuentra la solución, porque al ser pocas personas, no se invierte en investigación». Cuando sabemos que no hay enfermedades, sino enfermos.

Recordemos que la persona parasitada por esta dolencia va a buscar cualquier medio o excusa para ir en su contra, a veces de la forma más férrea y rocambolesca.

En estas ocasiones en que se ha administrado flores de Bach a padres de niños con este tipo de enfermedades, para que las tomen sus hijos, se han notado claros síntomas de mejoría, pero al día siguiente, ¡dejaron de acudir a la consulta!

Irremediablemente, algo boicotea en lo más profundo cualquier posible salida o solución. Cuando una persona necesita estos elixires florales y se les facilita, aun notando mejoría, o dejan de tomarlos, o los pierden, se rompe el frasco, etc., dicen que no les sienta bien, que les producen ardor, pesadillas y cualquier cosa o idea que tengan más a mano. Pero que es como inverosímil. Relacionan cualquier síntoma que tienen y «culpan» de ello a las flores cuando son totalmente inocuas.

En una ocasión en que a Juan le aquejaban varios síntomas «raros» le preparé un frasquito con varias flores, entre ellas, el pino. Y como ya sabía cómo andaba el tema, le insistí en que lo vigilara (el frasco), que lo llevara siempre encima y que tuviera interés en tomarlo. Se lo tenía todo muy explicado, incluyendo que se le podía romper, olvidar, perder, etc.

A continuación le propuse ir a dar un paseo y, al salir, le volví a preguntar si llevaba el frasquito. Me dice que sí, enseñándomelo.

Fuimos en coche hasta un jardín muy agradable, donde dejamos el coche para pasear. Al poco le volví a preguntar si llevaba el frasquito… y, cuando fue a buscarlo ¡no estaba!

Volvimos al coche a buscarlo y ¡no hubo manera! ¡Desapareció! No hace falta decir que le volví a preparar otro, pero ¡hasta qué punto nos estamos boicoteando!

El frasco apareció varios meses después «detrás y debajo de su asiento».

También he observado que cuando una persona tiene que aprender una experiencia porque está viviendo una etapa kármica, ha de hacerlo sin ningún tipo de ayuda. Por lo que, normalmente, no funcionan, como consuelo, amigos, familia, trabajo, salud, prosperidad, cualquier tipo de solución que le haga la vida más llevadera.

Por los motivos que sean, hay ciertas etapas en la vida en que no valen ni consejos, ni elixires florales, ni cualquier otra solución que a otra persona sí le ha valido.

Es en la única ocasión en que no funcionan las flores…, porque no se acierta con la que es o si se logra, la persona las rechaza, etc.

Por todo esto, es tan importante meditar, conectar con la fuente del Ser que somos y con la Salud plena, y así vivir en consecuencia.

FELICIDAD – AMOR

He conocido, en algunas ocasiones, parejas en las que los dos padecen este pernicioso sentimiento de culpa; de forma que no se podía ni razonar, ni aclarar, ni con paciencia, ni comprensión… Nada podía valer porque en el terreno de la culpa no hay ningún rayito de esperanza. Tan profundas son las raíces, que llega un momento en que se pierde la conciencia de su existencia. Y como su preferencia es el autocastigo indiscriminado, qué mejor que destrozar la relación de pareja, cuánto más si el empeño es mutuo.

Joan tenía un profundo sentimiento de culpa; normalmente estaba controlado, pero en circunstancias adversas, se disparaba.

Su mujer, Naty, siempre pensó que no «padecía esta enfermedad», aunque un buen día se dio cuenta de que estaba calada «hasta las cejas» o más allá, si cabe. De ahí, su vida austera, monótona, restrictiva y crítica, en especial, consigo misma.

A diario iban funcionando bien, el problema surgía con algún imprevisto, problema o crisis, añadiendo, además, la visceralidad de los dos. Ya no es que se reprocharan el uno al otro; mucho peor: se reprochaban a sí mismos de una forma tremenda, exagerada, corrosiva, volcando sobre sí toda la carga destructiva. Aunque no fuera contra el otro, la relación tenía momentos de un gran peligro para seguir existiendo.

Por fortuna, los dos quisieron tomar las flores de Bach, entre ellas el «pino». Su relación y sus vidas cambiaron como de la noche al día, permitiéndose momentos de alegría, complicidad y trabajo en común hacia la felicidad. Y lo consiguieron gracias también a que les avisé con mucha insistencia de que, en estos casos, se les podía «olvidar» tomar las flores, se podía romper el frasquito, perder, pensar que no era bueno…, mil formas de «sugerirles» que dejaran de tomarlas, para dar al traste con el tratamiento.

Cuando una persona tiene que tomar esta esencia floral, «pino», o en inglés que es como se comercializa, «pine», siempre aviso de que esto puede ocurrir. Efectivamente, en una ocasión, y por más atención que pusieron, en un tramo de pocos metros, ¡se perdió el frasquito! de una forma inexplicable. En dos ocasiones, se cayó y se rompió en mil añicos. Tal es la fuerza de las tendencias inferiores o egos, como es la culpa, para evitar nuestro avance y mejora.

Algunas veces, resulta imposible ayudar, bien porque la persona está viviendo un karma maduro o porque tenga que aprender de las experiencias sin ayuda o por otros motivos.

Hubo una vez en que conocí a Pepa: venía a ser como la culpa personificada. Tuvo un pasado muy complejo y se culpaba ya no inconscientemente, sino que le salía la culpa por cada poro de su piel, a cada palabra la podía evidenciar.

Por este motivo, rechazaba sistemáticamente cualquier buena relación que le podía surgir, vivía de una forma desorganizada y precaria ya que toda su intención era dar, regalar… como pagar por alguna deuda misteriosa. Desde luego, cualquier buena acción o compasión que viniera de los demás, la rechazaba, bien de forma muy sutil o inconsciente; o bien con cajas destempladas, ahuyentando a los seres queridos. Con lo cual, por más empeño que tenía la familia en quererla y cuidarla, al final terminaba por vivir sola.

Dándome cuenta de esta situación, quise remediarlo regalándole un frasco de flores de Bach en las que, principalmente, iba incluido el pino, claro está, pensando que si lo aceptaba, ya habríamos dado un gran paso. Esa esperanza tenía, pues ella conocía las flores de Bach, por lo que no le resultaría extraño.

Le di el frasco, explicándole, no obstante, cómo tomarlas, incluso diciéndole que llevándolo consigo, ya hacen efecto, aunque no las tome. Ella lo cogió, lo fue

a abrir con cara de mucho recelo y, de repente, ¡zas!, se
calló al suelo y se hizo mil añicos…

Fue como decir: no las quiero, no las voy a tomar y
¡no insistas más! Así lo entendí y así lo dejé estar.

Este es un claro ejemplo de lo que nos puede pasar
por obedecer más a los egos y tendencias inferiores.

Por el contrario, concentrándonos en el pleno
Amor que todo lo llena (realmente, la energía es la forma
más física del Amor), es como nos desarrollaremos totalmente en El.

LA MUERTE O LA TRASCENDENCIA

Quiero hacer una mención especial a esta parte de la vida, al viaje más seguro, pero que tanto nos perturba. Realmente, no estamos educados para afrontarla desde un ángulo real, práctico, como si fuera algo cotidiano o una consecuencia de lo más normal. Muy al contrario, parece que la vida gira dando la espalda al paso más trascendental.

Me sorprende cómo, actualmente, una gran mayoría estamos educados en una religión, incluso en varias, pero llegado el momento de la partida de un ser querido ¡saltan todos los egos o tendencias inferiores, desbaratando nuestra integridad y serenidad!

Por este motivo, lo quiero resaltar, porque seguramente es la circunstancia más destacada a lo largo de toda una vida, donde la culpa clava más su aguijón.

Sabemos que la muerte tiene una fecha muy concreta que puede ser inalterable. Y, sin embargo, invariablemente, cuando un ser querido trasciende hacia la Luz, el primer planteamiento es «¿habrá sido por mi culpa? Si hubiera hecho tal o cual otra cosa, esto no habría sucedido…».

Incluso si alguien es consciente del paso hacia la felicidad del ser amado, viviendo también en esa felicidad, la culpa le va a decir que ¡eso no puede ser! ¿Cómo va a ser feliz ante tal desgracia?

Mucho cuidado y mucha atención pues, debido a toda la falta de información que se nos niega (es increíble que el hombre haya llegado a la Luna, por poner un ejemplo, y no dedique un ápice de tiempo a investigar este paso seguro. Aunque, afortunadamente, parece que los tiempos están cambiando y ha surgido un gran auge en libros, películas, sobre esta temática tan fundamental. Es ante estos momentos cuando más estamos predispuestos a flaquear ante todo tipo de pensamientos, sentimientos negativos, incluso, destructivos, simplemente por creer en la verdadera muerte: en la creencia de que el ser amado ya no existe, que todo ¡se acabó! Cuando, realmente, es todo lo contrario: el ser que ha partido se libera de las ataduras terrenales, densas, materiales, para vivir de nuevo en el Hogar.

Se desdibuja el cuerpo físico para pasar a formar parte del Todo: de la energía que ocupa hasta la más pequeña célula.

Si en lugar de dejarnos llevar por todos esos pequeños diablillos que nos engañan, algunas veces de por vida, prestáramos atención, observáramos, escucháramos… percibiríamos los mensajes, anécdotas que nos envía, incluso, cómo se quiere comunicar el ser amado.

Por más empeño que ponga el ser que ha partido de este plano, si nos envolvemos de capas de negatividad, le va a resultar casi imposible comunicarse y, ni siquiera, poder ayudarnos, pues esas capas negativas funcionan a modo de coraza, la cual nos aísla de los rayos de luz y energía que pudieran llegar. ¡Tal es el desatino!

Esto se puede ver perfectamente en una película, la cual los entendidos dicen que es real casi al cien por cien. Se titula *Más allá de los sueños*.

Mucha atención en esta etapa para no ceder ante el caldo de cultivo que se propicia entre una mezcla de desconocimiento, apegos a lo más pasajero y fatuo del ser querido, en lugar de apreciar que su esencia es eterna y va a ser, a partir de entonces, cuando más cerca de nosotros está y con la energía y luz más brillantes.

Muchas veces, hay personas que no superan estas etapas, llegando a asegurar: «ya no soy el mismo desde entonces, todo mi mundo se acabó aquel día…», y cosas por el estilo, cerrando la puerta a su vida y a la del ser querido. Realmente, este momento trascendente sería como para celebrarlo por todo lo alto; de hecho, en los mundos invisibles se organiza una gran fiesta para recibir al ser que vuelve de los mundos materiales, tan densificados que nos hace perder la percepción de la única realidad.

SOLUCIONES

Ser conscientes de quiénes somos: en esencia, somos pura energía de Luz y Amor, en plena manifestación (te recomiendo leer mi libro *¿Quién eres?*, el cual abunda en este tema. Publicado por esta misma editorial)

Para ello, podemos visualizar, hacia la mitad del esternón, en el centro del pecho y espalda, una gran aspa de color verde hierba y rosa girando a gran velocidad en el sentido de las manecillas del reloj.

Es el chakra cardíaco el cual se conoce como la sede del Amor Universal. Este chakra está situado en el medio de los siete, es el cuarto y sirve de puente entre los unos y los otros, de forma que, si este se ve alterado, ralentizado o parado, va a influir directamente en todos los demás.

Si está bloqueado o parado ocurre lo que se conoce por «angina de pecho». Deberíamos tomar esto muy en serio, pues en la vida actual parece que todo cuenta de una forma mental, racional, intelectual, relegando los sentimientos al último plano y, desde luego, el más puro de ellos, el Amor. Parece como de ser el más tonto el que desarrolla el más bello sentimiento, con lo cual, la tendencia terrible es a ocultar, frustrar, incluso, aparentar todo lo contrario: despotismo, tiranía, desprecio, ira, rabia, desconfianza y un sin fin de emociones negativas, las cuales van completamente contra nosotros, dañando profundamente este centro energético y, con él, toda la vitalidad.

Por el contrario, desarrollándolo en toda su extensión, es cuando se produce la conexión famosa de unión con todos y con Todo, se pierden las fronteras, barreras, distancias…, es cuando podemos desarrollar una salud a prueba de bombas y una gran prosperidad, ¡toda la prosperidad viviendo en la plena Luz de Amor!

También tenemos un excelente aliado en las Flores de Bach, que tanto he nombrado hasta ahora. Es una terapia natural totalmente inocua, pero de unos efectos sorprendentes, más allá de lo que podamos imaginar, ya que actúan cuando todo parece perdido.

Aunque algunas ya las hemos repetido, como por ejemplo PINE, también ayudan para la culpa CHICORY, ASPEN, ROCK WATER, CENTAURY, WILLOW.

En los siguientes artículos extraídos de mi blog sobre las flores, hay profusión de información sobre reconocernos como lo que somos y sobre esta maravillosa forma de sanación.

ARTÍCULOS DEL BLOG DE FLORES DE BACH

En este capítulo os transcribo artículos de mi blog http://curateconlasflores.blogspot.com.es/

Considero que pueden ser muy interesantes, ya que tratan el tema que nos ocupa. Puedes visitar esta página y consultar lo que en ella he ido añadiendo o, incluso, echar un vistazo a todos los demás artículos ¡para eso está!

Las flores y el karma

Si sigues este blog, verás que soy una gran admiradora, seguidora, practicante de las flores de Bach, en una palabra: superfloriadicta. Me guío por ellas, incluso las utilizo de forma »etérea», en la imaginación y estoy por asegurar que funcionan igual que las utilizadas físicamente; incluso son, para mí, una guía inestimable en el camino de la vida y una ayuda fundamental para el autoconocimiento.

Pero, en esta ocasión, voy a ser más pesimista, pues a lo largo de una gran trayectoria he observado que, cuando hablamos de una situación kármica..., las flores tienen poco o nada qué hacer. Me explico:

Se conoce por karma, de una forma muy básica, a la ley de acción-reacción, de forma que, alguna acción llevada a cabo en el pasado, tanto si es negativa como positiva, nos la encontramos corregida y aumentada, en el presente. Normalmente, se destaca más el karma negativo, pues lo vivimos como una situación que no hay manera de resolver de forma normal o natural, que se empeña en ser el centro de atención, y de la que, cuanto más nos queremos zafar, resulta que más se hace presente, incluso agravando los resultados. Más nos vale, entonces, aceptar la situación y, en el mejor de los casos, tratar de encontrar la causa profunda, producida anteriormente (incluso en otras vidas), y pidiendo perdón desde lo más profundo de nuestro ser, a la persona o situación a resolver (no es necesario que sea de forma física, puede hacerse un ejercicio interno), el karma se reduciría o desaparecería.

Cuidado, porque no todas las situaciones adversas son kármicas, podría ser un aviso de la vida de que estamos escogiendo el camino erróneo. Por lo cual, cambiando la orientación, las circunstancias también cambian, volviendo a sonreírnos la vida.

Con respecto a las flores, son tan grandiosas que sí podrían resolver una situación kármica. Pero, principalmente, son tan sumamente respetuosas que no van a doblegar nunca ninguna voluntad ni destino. Si la persona no toma conciencia de la aptitud adecuada, o bien, las flores no responden, porque no se encuentra la apropiada… o la persona abandona el tratamiento, que es lo más común que suele suceder. Se han dado casos de una curación espontánea, pero, sin saber el motivo, pareciera que la persona huye de las flores, poniendo tierra de por medio. O no se encuentra la flor apropiada o no se sabe encontrar… ¡No se da con ella! Hay que vivir la experiencia por uno mismo, de frente y sin paliativos.

Sí, efectivamente, nos van a guiar para encontrar un alivio, claridad o que el peso sea más ligero aunque las cuentas a saldar sean irreversibles.

Veamos algunas flores que ayudan en estas situaciones:

PINO/Pine. ¡Cómo no!, esta flor es a la que me refería cuando se ha aplicado en enfermedades genéticas, autoinmunes o sin causa aparente. Pero, a pesar de los resultados increíbles, por motivos que no alcanza la razón, se abandona el tratamiento. Cuando falla el tratamiento, utiliza esta flor y, si no se te pierde o rompe el frasco o te hace creer que tiene una respuesta nociva…, te van a sorprender los resultados. Incluso, abre las puertas a la prosperidad (a veces, las situaciones adversas solo están en nuestro interior).

SAUCE/Willow. Para cuando atravesamos una situación dura y… nos rebelamos, despotricamos, pataleamos, echamos la culpa… a este, al otro, al de la moto y a todo bicho viviente, degenerando en amargura y resentimiento solapado contra el mundo. La flor nos hace asumir nuestra responsabilidad en la situación y ser más prácticos, incluso, en lugar de rezongar tanto, vamos encontrando solución a los atolladeros.

HAYA/beech. Para cuando todo nos parece horrible, malo, todo conspira contra nosotros: vemos malo donde solo hay bueno y esto se traduce en alergias, intolerancias de todo tipo (incluidas las alimenticias), críticas, incomprensión, irritabilidad; en general, rechazo a lo que, aparentemente, vemos como negativo. La flor nos hace «bajar los humos» y abrirnos a lo bueno de la vida, viendo la belleza que se oculta bajo las máscaras más feas (que, a veces, solo están en el interior).

Esta es una pequeña muestra, pues las flores, como ya hemos visto, pueden valer para cada persona, unas distintas a las que necesita otra.

Culpa vs. Perdón

Hoy voy a contar una experiencia mía: desde que tenía uso de razón me llamaba la atención cierta gente que se martirizaba sin compasión, culpándose por alguna causa que, para mi opinión, era insignificante en proporción al castigo infligido. Siempre pensé que yo no me culpaba de nada, primero porque ya no tenía remedio y porque me parecía realmente inútil, por ello; segundo, sí aprendería de la experiencia para mejorar en el futuro. Y viví con esa idea mucho tiempo, ¡tan orgullosa y convencida de ella!

Cuando aprendí el lenguaje de los símbolos (el lenguaje universal maravilloso, el lenguaje que la vida utiliza para comunicarse con nosotros a través de una anécdota, de los sueños, una frase fortuita que responde a alguna pregunta interna, etc.) comencé a llevarme alguna sorpresa. Si tenemos en cuenta que, cuando algo nos llama la atención es porque está significando algo que debemos atender y entender el mensaje. Yo me sentía «muy rodeada» de gente que se culpaba… pero seguía sintiéndome libre de toda culpa.

También ha sido una constante en mi vida el que me culparan y, además, sin fundamento. Según los símbolos esto significaría que una parte de mí «me culpaba» a mí misma…, pero seguía sin encajarlo.

Más tarde, encontré el mundo floral (o me encontró el a mí). Fui probando con esta y aquella flor. Al actuar como si pelaran «las capas de una cebolla», poco a poco las fui probando a modo de introspección y, debe ser que pasaba por un buen cambio pues, en definitiva, ¡las utilicé todas!

Bien, pues cuando le llegó el turno al «pino» (para la culpa) ocurrió algo curiosísimo: siempre he sido muy austera en mi forma de vivir, necesito ganar poco y gasto menos; pero, a veces, me encontré con alguna crisis económica (debe ser que me paso con la austeridad) y, tomando el pino, ¡comencé a ganar más dinero!

También he de añadir que viví con una persona que se reconocía tremendamente culpable y eso solamente era ¡la punta del iceberg!

Para colmo, ahora vivo en un lugar rodeada de pinos, incluso se llama ¡Pinar real! ¿Para una real culpa?

En resumen, que atendiendo a los símbolos, ¡estoy de culpa hasta más allá de las cejas! Y sigo sin encontrar de qué… si pienso en esta vida, otra cosa es cuando pienso en unos vagos recuerdos que ya traía al nacer.

A través de las flores he observado que una buena cantidad de personas «necesitamos» tomar el pino. Primero pensé que se trataba de una generación, pero si amplio la investigación, esta se prolonga mucho más allá de lo que pensaba. De hecho, alguna teoría expone que la culpa se remonta a los orígenes: al pecado original.

De cualquier forma, sí se ve claro que las personas con una vida difícil o complicada, tomando en cuenta el karma, están o estamos muy prestas a «pagar» o cumplir con ese karma pero, además hay un castigo extra autoimpuesto.

Si el Padre Eterno nos perdona continuamente, dándonos oportunidades, día tras día, para avanzar sin ese peso, ¿por qué no nos perdonamos a nosotros mismos? En mi caso, hay un ángel que actúa el día en que nací y trabaja sobre el perdón. Es más: sobre la gracia en contraposición a la culpa (Aladiah). Pero debe ser que no le tengo muy en cuenta: sigo con la sensación de algo que cometí en no sé qué vida y, aunque lo tengo medio consciente, me cuesta un gran trabajo librarme de esa sensación.

Cuento todo esto por si sirve de ejemplo y para poder poner en evidencia este estado culpable que corroe a una buena parte de la gente, de la sociedad, en general.

La culpa es un sentimiento pernicioso que casi nunca se reconoce; la persona que está cargada de culpas... culpa a los demás, acusa, juzga sin clemencia, pero antes es porque lo hace consigo mismo: no se permite ningún placer, siente que no se merece nada, incluso el derecho a la vida, llegando, incluso a ¿la autodestrucción? En definitiva, se amarga la vida y por extensión, se la amarga a los demás, entrando en un círculo pernicioso que, de no poner coto, tiene muy mal final.

Pero hay una sutil diferencia, quien realmente sufre la culpa es la personalidad inferior o lo que «creemos» que somos, las tendencias inferiores que se quieren identificar con nuestro ser real, auténtico, porque este, el ser auténtico, o Yo Superior, nuestra verdadera esencia, es perfecta, inmortal, eterna…, una chispa divina. Dicen los maestros que si imagináramos al ser más bello, con los más bellos adornos y ropajes…, aún nos quedaríamos muy cortos en comparación a cómo somos realmente.

Por lo tanto, me he propuesto denunciar esta lacra social que penetra profundamente en las raíces más ancestrales; de hecho, forma parte de las cinco etapas del duelo, y ¿quién no ha pasado por un pequeño o gran duelo? La vida es un continuo cambio, y esto supone pasar por pequeñas o grandes «muertes» tanto de personalidad como de seres queridos, situaciones, etc.

Tenemos grabado en la mente cuando ocurre una muerte y el niño pregunta: ¿ha sido por mi culpa? Bien, pues ese niño se cuestiona constantemente lo mismo dentro de nuestro ser...

Y ¿cuántas veces hemos repetido aquello de «por mi culpa, por mi culpa, ¡por mi «grandísima» culpa!». Y, por si no fuera poca la aseveración, nos damos golpes en el pecho para que «entre mejor»...

ES MUY IMPORTANTE DESENMASCARAR ESE TERRIBLE VENENO PERNICIOSO.

La culpa puede llegar a ser tan corrosiva que una pareja puede separarse por este motivo. En más de una ocasión he visto como tomando «el pino» se ha superado una buena crisis.

Por favor, tenedlo en cuenta, guardamos un temible enemigo en lo más profundo de nuestro ser y ¡ni siquiera sabemos que existe! Con estas pautas espero que os sirva de orientación y arroje un poco de luz. La culpa ya no es que sea inútil, no: ¡es tremendamente dañina!

Lo constructivo es reconocer algo que pudiéramos haber hecho mal y corregirlo para la próxima vez. Ser responsables, pero libres de culpa, tomar la decisión para ser felices, reconocer lo que realmente somos, pues como dice *La Biblia*: «sois dioses» (Salmo 82: 6). También dijo Jesús «como estas cosas aún más grandes las haréis» (Juan 10:34). Solo es cuestión de aceptarlo así.

NOTA: cuando hablo de «el pino» es en referencia al elixir florar «pine»; como procede del árbol, cualquier forma de utilizarlo podría ayudar, aunque los elixires florales son como la quintaesencia de la planta: contienen una alta o concentrada vibración, información o energía de la planta o, en este caso, árbol.

LA CULPA, ¿nuestra sombra más oscura?

Dicen los psicólogos que la culpa es una especie de ira mal dirigida: en lugar de dirigirla hacia los demás, la enfocamos hacia nosotros, pero lo hacemos de forma solapada. Es decir, no nos fustigamos físicamente ni nada parecido, sino que existe una energía que la escondemos, reprimimos y, al no liberarse o canalizarla adecuadamente, actúa como una olla a presión: aparentemente no ocurre nada, pero está haciendo un trabajo interno, silencioso, solapado, siempre de autoagresión, causando buenos destrozos internos, anímicos, emocionales, etc.

Dando vueltas al tema, llegué a una conclusión que, en principio, me parecía algo radical, pero, para mi sorpresa, en su libro *El ramo de flores de Bach*, de

Friederike Maschmann de Ringe, ¡dice lo mismo! La cuestión es que si, en un momento dado, cometemos un error, la vida, el destino, Dios, El Padre Eterno, la energía cósmica, cómo queramos llamarle, nos va a dar otra y otra, muchas oportunidades para corregir esa situación. Si ese Ser o Energía, en su infinito AMOR, nos va a perdonar SIEMPRE, ¿por qué nosotros no lo vamos a hacer con nosotros mismos? ¿Este acto no es de pura soberbia?

Por otro lado, hay una cuestión muy clara: los pensamientos, sentimientos, etc. positivos proceden de LA LUZ, mientras que los negativos vienen del mundo de las sombras, y en nuestra voluntad está aceptar los unos o los otros. Entonces, si nacemos con unos «talentos» que hemos de desarrollar y, creamos o no, hemos de dar cuenta de su buen, mal o no uso… Siguiendo esta línea, si nos dejamos guiar por unos pensamientos, sentimientos, ya no negativos, sino tremendamente destructivos, de forma que nos anula, nos deja postrados, nos inutiliza o, lo que sería peor, nos machaca, martiriza, llevándonos, incluso, a una autodestrucción, ¿para qué fuerza estamos trabajando?

Una persona puede tener unas facultades innatas de prosperidad, riqueza interna, una maravillosa creatividad, imaginación a raudales con la que puede proyectar su vida hasta límites insospechados… Pero, perfectamente, puede vivir en la indigencia moral, emocional, física a causa de este corrosivo sentimiento como es la culpa, tan profundamente instalada en casi todos nosotros que, normalmente, ni siquiera, percibimos que está.

Normalmente, creemos que somos nosotros, que es nuestro ser todo lo que nos provoca este terrible sentimiento, sin poder vislumbrar, ni por un pequeño asomo, que hay una sutil y gran diferencia. Incluso, aunque, como es mi caso, la reconozca, la denuncie, exponga todos sus tejes y manejes…, no desaparece, sino que, a veces, parece que ¿gana terreno? Tal es su fuerza solapada e intangible.

Pero hemos de tener muy claro que todo lo que nos induce a estar mal tiene un origen muy sombrío y que tenemos una voluntad inalienable, incorruptible, mágica, divina, que todo lo puede y es la que nos va a sacar de ese estado. Es cuestión de tomar conciencia y querer adoptar la aptitud que nos guía hacia la LUZ Y EL AMOR.

Os transcribo un pequeño e interesante artículo:

El perdón

Siglos de pesadas doctrinas religiosas basadas en la culpa, han sumergido a la humanidad en una de sus etapas más oscuras. Estas oscurantistas enseñanzas describen a un Dios hecho a imagen y semejanza humana, que premia los buenos actos y castiga cruelmente a los malos.

Gracias al conocimiento metafísico, hoy comprendemos que Dios ama profundamente a sus hijos, perdonando los errores que cometen en su aprendizaje de vida en esta escuela material, y brindando reiteradas oportunidades para enmendar sus equivocaciones.

Error (pecado) abandonado, es automáticamente perdonado por Dios

A través de la culpa, la conciencia mortal es la que continúa castigando al hombre, aún después de haber abandonado el error. La culpa es una de las facetas de la soberbia humana y es tan dañina como el veneno.

(Errar es humano y perdonar es divino).

Aceptar el perdón divino es una de las formas más elevadas de practicar la humildad. Luego, de corazón, uno se perdona a sí mismo y comienza a perdonar a los demás.

NADIE PUEDE AMAR SI NO SE AMA. NI PERDONAR SI NO SE HA PERDONADO.

Llama Violeta de Transmutacion (en Facebook)

PINE, pino – latín: pinus sylvestris

Emoción a tratar: culpabilidad, reproche hacia uno mismo.

Cualidad que aporta: aceptación objetiva, positiva de uno mismo, de merecer lo mejor.

Grupo: flores para el abatimiento y la desesperación.

Hoy estudiamos un árbol perteneciente a las últimas diecinueve esencias descubiertas por el doctor Bach, es decir, son las esencias más espiritualizadas y esta, en concreto, es muy sutil, siendo muy difícil identificar si la persona la necesita, pues *se camufla* de muchas maneras. Por lo tanto, intentaremos explicarla lo más claro posible.

La culpa o reproche hacia uno mismo está representada en las religiones como pecado y en otras como karma, pues es el resultado de saber que se ha hecho «algo mal» y queda pendiente corregirlo. El problema está en que, muchas veces, adoptamos una actitud de reproche pero sin llegar nunca a autoperdonarnos, es decir, se adquiere el hábito malsano de recrearnos en esa culpa, muchas veces, de una forma inconsciente.

La persona que, bien por educación, bien por hábito, ha desarrollado esta emoción malsana, se muestra de forma humilde y siempre está disculpándose, responsabilizándose de todo lo que ocurre a su alrededor, incluso *aunque no tenga que ver.* Se sienten indignos y con falta de mérito.

Como piensan que «podrían haberlo hecho mejor», nunca están satisfechos y tampoco pueden disfrutar de la alegría pues creen que *no se merecen*, incluso, a veces, el derecho a vivir.

Son personas muy escrupulosas y muy exigentes consigo mismas, pero no con los demás. Disfrutan poco de la vida, les cuesta o niegan aceptar obsequios, regalos, alabanzas, motivado a veces por un deseo masoquista de sacrificio. Se subestiman a sí mismos, llegando a producir un narcisismo negativo.

Otro motivo para llegar a esta situación es definido en psicología como una rabia enmascarada hacia uno mismo que se transforma en culpa. En este estado se pueden desarrollar remordimientos y miedo a un posible futuro o imaginario castigo.

También se aplica en enfermedades de *autoagresión;* suele ser en el área digestiva y cefaleas, por ejemplo si se tiene problemas con los hijos, se puede desarrollar alguna enfermedad en el pecho o aparato reproductor. Se pueden generar cuadros melancólicos y obsesiones.

En general, la persona con estas características, de alguna forma, busca y atrae situaciones y personas que le hacen infeliz, lleva una vida que «le machaca».

Tomando la esencia se recupera el equilibrio de la realidad, se toman decisiones justas y se disfruta y acepta el lado bueno de la vida, consiguiendo lo que nos corresponde en ámbitos como la salud, profesión, amor, prosperidad…

El doctor Bach dice de esto: «… un ápice de condenación hacia nosotros mismos o de otros, es un ápice de condenación hacia la Creación Universal del Amor y restringe y limita nuestro poder para permitir que el Amor Universal salga de nosotros en dirección a los demás».

Respecto a situaciones kármicas, teniendo en cuenta que han existido vidas anteriores, es posible que, bien emocionalmente o bien en forma de enfermedad, arrastremos ese sentimiento de culpa por lo que la toma de esta esencia puede suavizar e incluso desaparecer esa carga. Por supuesto, estaría indicada en todas las enfermedades congénitas y autoinmunes. En relación con esto el doctor explica: «…quizás no sean los errores de esta vida, de este día de clases, lo que estamos combatiendo y, aunque en nuestras mentes físicas no seamos plenamente conscientes de las razones de nuestros sufrimientos, que pueden parecernos crueles y sin sentido, nuestras almas (que son nuestro verdadero ser) conocen el propósito final y nos están guiando hacia lo que más nos conviene».

Desidia y culpa

Entendemos por desidia o negligencia cuando alguien no tiene ganas o fuerza para hacer lo que normalmente le resultaría cómodo o fácil. Y ¿por qué ocurre esto? Lo primero que se nos viene a la cabeza es que la persona puede ser perezosa o estar sobrecargada de trabajo rutinario (HORNBEAM), que padece una incipiente o prolongada depresión (GENTIAN, MUSTARD), se siente desbordad por las circunstancias (ELM), ya no le quedan esperanzas en un futuro mejor (GORSE), vive unas circunstancias duras y ya le da igual que le da lo mismo todo (WILD ROSE).

Pero a nadie se nos ocurre relacionarla con la culpa (PINE)... a no ser que investiguemos las causas de aquel motivo.

Kabaleb, en el libro *Los dioses internos,* al describir el ángel ALADIAH cuyo significado es «gracia de Dios», explica que la gracia es un estado que va más allá de la misericordia y del perdón. Es decir, cuando nos ofenden o perjudican, la mejor forma de repeler esa agresión es perdonando; de esta forma, cancelamos la ofensa y evitamos esa agresión (no significa que la persona no pague en su momento el efecto de esa falta). Si somos misericordiosos, tendremos una predisposición innata al perdón, incluso antes de que se produzca la ofensa. Y si aplicamos la gracia, además estamos favoreciendo y facilitando a quien nos ofendió, los medios para que cambie su forma de actuar, es decir, la gracia es un don divino o cualidad del puro amor.

Pero el revés de la moneda es que cuando una persona sufre contantemente reveses por varios motivos, principalmente kármicos y, si no logra superarlos, entra en un proceso de culpa, y ésta conduce a todos los sentimientos que describí al principio, en concreto, la desidia.

Como ya hemos visto en otras ocasiones, la culpa es un sentimiento que se instala o viene innato pero que no se reconoce y, en la mayoría de los casos, ni se sabe que lo tenemos y que nos domina de una forma invisible pero segura, tenaz, corrosiva, ancestral. La llevamos inscrita desde tiempos remotos, y más empeño que hay en que no se borre ni un ápice. Es una verdadera lástima ver a personas, familias enteras marcadas por la fatalidad que, dominadas por este terrible sentimiento, viven en la semi-indigencia, por más valiosas que sean, se empeñan en fustigarse, martirizarse y destruir cualquier ápice de bondad o belleza que crezca a su alrededor.

Pero, yendo un poco más allá, esta actitud denota algo de soberbia… Si nos dejamos guiar por la providencia o por la gracia divina y seguimos Sus designios (y entre ellos está el ser felices, prósperos, vivir en abundancia, paz y amor), ¿quiénes somos para desviar esos planes?

Por otro lado, si nos vamos a vidas anteriores, todos hemos sido víctimas y verdugos de maltratos sinfín, asesinatos, violencias de todo tipo, y por este motivo ¿vamos a condenarnos eternamente a no remontar esas vivencias?

Entonces la cuestión nos lleva a una disyuntiva (SCLERANTHUS): hacer mi voluntad o la voluntad del Padre.

En nosotros está la decisión y el libre albedrío, sin duda, de ESCOGER ENTRE LA LUZ Y LAS TINIEBLAS. La vida es muy simple, somos nosotros quienes la complicamos.

Siempre tenemos un día muy especial para potenciar lo que queremos. Dicen los antiguos que «tres días hay en el año que relucen más que el sol: Jueves Santo,

Corpus Christi y el día de la Ascensión». Por lo tanto, es el mejor momento para aprovechar y definir nuestras metas. Por ejemplo, aunque no soy amiga de rituales, en la noche de San Juan podemos escribir en un papelito todo lo que queremos superar o de lo que queremos desprendernos, la lista puede ser muy sencilla: «me desprendo de todo lo que venga de las tinieblas...» O si queremos hacer una lista detallada, y después, a eso de las doce de la noche, se quema. Eso sí, cuidado con el viento o con lo que se pueda prender alrededor. Puede ser una excelente ayuda para dar un primer paso hacia la prosperidad, felicidad, salud, amor.

¡Abre tu corazón al AMOR!

Dicen que lo más básico en la vida es la salud, el dinero y el amor. En un mayor porcentaje, he comprobado que se prefiere la salud como lo primero. En mi caso, puede ser debido a la buena salud de la que he gozado, prefiero con diferencia el amor. Será por esto por lo que me entristece escuchar frases como: «La pareja ideal no existe» (últimamente la he escuchado por dos o tres veces ¡de forma muy categórica!); o quien opina: «Yo, ¡a mis años!, ¡ya no estoy para esos trotes!, ¡con lo que he pasado! Y por qué me va a salir bien ¡con lo mal que me ha ido hasta ahora!

Me sorprende cómo se puede llegar a tal derrotismo, incluso creo que con los años se van perdiendo las ilusiones y se va adentrando en una cerrazón muy cómoda y segura... pero vacía. ¿Cómo no va a existir el amor y, por lo tanto, la pareja ideal? Claro que puede ser que, por distintos motivos, no hayamos dado con ella, pero esto no significa que tiremos la toalla y ya no creamos en nada más.

Si existe la luz, el arco iris, el canto tan bello de algunos pájaros, tantos amaneceres como atardeceres impresionantes, la hermandad, fraternidad y tantas cosas que llegan tan dentro, es porque emana de una fuente que es LUZ y AMOR infinitos en estado puro. ¿No será que nos cerramos a esa energía maravillosa, la mayor de las energías?

Vamos a ver qué flores nos ayudan para abrirnos a ese gran amor:

PINO, comienzo por esta flor porque la culpa es la que nos hace sentir el mayor derrotismo, así como la creencia de no ser merecedores de nada bueno. Aun tomando la esencia durante meses puede persistir este terrible y corrosivo sentimiento, tan solapado que ¡parece que no existe o que las flores no funcionan! El truco está en persistir más.

HOLLY, la flor del amor universal o para sentimientos de desconfianza, celos, sospechas...

CHICORY, la flor del amor maternal, la gran madre o para estados de victimismo, posesión, celos. Aunque es una flor muy femenina, también ellos pueden padecer estas alteraciones, pues además de haber tenido madres, tienen su lado femenino.

GENTIAN, para el pronto desánimo o pesimismo

GORSE, aporta esperanza donde antes no cabía

LARCH, para la falta de confianza en uno mismo, no se siente a la altura.

WALNUT, para ayudar en el cambio si la vida anterior fue muy calamitosa o no fue lo ideal que se esperaba o también requiere una adaptación.

Amor y Perdón

Caminando por la vida podemos observar, aunque parezca lo contrario, que TODOS estamos necesitando de estas dos emociones o energías sutiles, las más elevadas y, ansiosamente, las buscamos fuera, cuando, realmente las llevamos en lo más profundo de nuestro ser, pero no lo sabemos o, en el mejor de los casos, no somos conscientes.

En estos tiempos tan revueltos estamos asistiendo al proceso de cambio de dos eras: la era de Piscis dando paso a la era de Acuario. Esto no se produce de forma inmediata, sino que lleva un proceso de muchos años, siendo actualmente el meollo del cambio de las dos eras. Quizá sea esta la explicación; el caso es que, desde todos los estamentos o capas de la sociedad, se habla de cambios. Lo cierto es que la nueva era trae unos cambios completamente distintos de los anteriores, como es la globalización, de forma que ya desaparecen las fronteras, todo se comparte, hay un cambio de ideas, incluso de dimensión. Estamos muy cerca de traspasar tantas barreras que, incluso, podremos comunicarnos por telepatía, aunque todavía falte tiempo para ello.

Este cambio de eras nos va a obligar a tomar cambios dentro de nosotros sí o sí, y uno de los más destacados consiste en abandonar nuestros antiguos egoísmos, reservas, independencias, autosuficiencias... para integrarnos en un TODO. Eso sí, sin perder nuestra identidad. Es decir, se plantea un salto cuántico hacia... EL AMOR UNIVERSAL.

Y como este es un sentimiento muy elevado, la mayoría no estamos preparados para recibir esta energía tan sutil y elevada; es decir, observando todo lo que ocurre alrededor, la conclusión siempre es la misma, solamente funciona lo que se basa en el amor, altruismo, vuelve el trueque, se prefiere ganar menos pero vivir mejor. Se comienza a valorar más las relaciones afectivas que las posesiones materiales...

Y una forma muy efectiva de recibir ese gran chorro de energía amorosa a la que estamos obligados es PERDONANDO, pero principalmente a nosotros mismos. Casi diría que es la otra cara del amor. Pero, ¡cuidado!, no hay que buscarlos fuera, hemos de desarrollarlos dentro de cada uno. Como alguien dijo: «... están más cerca que los dedos de tu mano». En cuanto los vayamos desarrollando internamente, veremos cómo florecen en el exterior por doquier.

Y para ayudarnos en la tarea vamos a ver qué flores nos benefician:

HOLLY, la flor del amor universal, curiosamente es el símbolo de La Navidad. Abre el chakra del corazón.

CHICORY, el amor maternal, la gran madre, se relaciona con la naturaleza. Muy útil también para «ellos», pues tienen su buena parte femenina.

WILLOW para la responsabilidad o para aceptar las consecuencias de actuaciones, incluso, de otras vidas. Ayuda a perdonarnos y perdonar.

PINE, como no, para perdonarnos, principalmente a niveles inconscientes y ayudarnos a avanzar y aceptar el amor.

Pueden ser otras tantas, dependiendo de cada uno: MIMULUS para el miedo… aunque sea bueno lo que viene; ROCK WATER para evitar la autoexigencia y abrirse a lo bueno de la vida; LARCH para sentirnos capaces de recibir lo mejor…

Y termino con una frase que deberíamos grabar en la frente, en la mente y en el corazón:

Miedo al Amor

Cuando era adolescente me sentía muy criticada por los mayores, diciéndome cosas como «¡Esta juventud está perdida! porque estáis todos drogados…». O comentarios mucho peores que, normalmente, no tenían ningún fundamento.

Los veía con el corazón endurecido, sin ánimo de mostrarse mínimamente comprensibles y pensé muy fervientemente que, cuando fuera mayor, sí entendería a la juventud…

Y ahora me encuentro, avanzando más allá de la mitad de la vida, que he perdido aquella inocencia, sensibilidad, espontaneidad… Me siento más como un adoquín, un trozo de piedra-mármol. Me entran serias dudas sobre la verdadera amistad, la buena intención de la gente: Pareciera que el mundo se ha vuelto gris, tosco.

Y ¿por qué?

Inevitablemente me he convertido en aquella persona que no quería ser, porque la vida da muchos palos y uno termina endureciéndose, nos «protegemos» por si acaso, por lo que pueda venir. Mejor ni nos relacionamos y así no sufriremos…

Parece ser que es inevitable el ir resintiéndose de las duras experiencias de la vida, aunque solo nos quedamos con la peor parte.

TODO NUESTRO SER, EN SU PLENA POTENCIALIDAD, QUEDA CIRCUNSCRITO, ADHERIDO A UNA CIRCUNSTANCIA QUE SE HA QUEDADO SIN TIEMPO, anulándonos completamente, fieles a un tiempo pasado (pasado de «se pasó»), NEGANDO, por ello, LA ESENCIA DE AQUELLA EXPERIENCIA QUE SÍ SIGUE VIVA FORMANDO PARTE DE NUESTRO SER. Es decir, por lo que lloramos o lamentamos, ¡es lo que está vivo en nuestro corazón!

Esta es la fuerza que creamos en torno a una experiencia «traumática»: anular todo nuestro Ser en torno a una adherencia, un gigantesco apego, que se convierte en amo y señor de nuestra existencia.

Esta reacción se llama FILOFOBIA o miedo al amor, a las relaciones:

http://lamenteesmaravillosa.com/Filofobia-como-identificarla-y-como-combatirla

Entonces, el miedo nos hace dar la espalda a lo que realmente somos.

Qué imagen más horrorosa, ¿verdad? Pues ¡manos a la obra!, a trabajar el niño interior y sacarle de paseo a

«NO TENGAS MIEDO EN TUS RELACIONES, SIMPLEMENTE AMA: AMA TODO EL TIEMPO Y PERDONA SIEMPRE».

que le dé el sol. Y si no fuera suficiente, nos ayudamos de las flores:

HOLLY, el amor universal. Calma las emociones disparadas que salen del corazón: rabia, odio, celos, sospechas, intrigas…

CHICORY, el amor materno/filial (los hombres también tenéis vuestra buena dosis de este gran sentimiento), para un exceso de posesividad, chantaje emocional, fuertes apegos…

HEATHER, cuando pensamos que todas las desdichas nos ocurren solo a nosotros, para desenfocarnos de nuestro «yo pasajero».

GENTIAN, para cuando vemos un paisaje gris plomizo y, además, es que nos gusta y nos recreamos en él.

WATER VIOLET, nos ayuda a relacionarnos mejor con los demás, a salir del ostracismo y sacar a flote las emociones que tenemos escondidas.

Podrían ayudarnos más flores según para cada caso, pero, como muestra, valga una flor!

Hemos de tener muy presente que SOMOS Y VENIMOS DEL AMOR: esta es nuestra auténtica esencia.

La vecina que no quería vivir

Llamé a una vecina para saludarla, pues hacía tiempo que no la veía. Me contó con voz muy baja que estaba medicándose, le pregunté para qué, y me dice: «Es que no quiero vivir, no me atrevo a dar el paso, pero no encuentro motivos para seguir viviendo». Me entró un escalofrío pues pensé que podía ayudarla con «mis flores» y me había despistado en atenderla. Le propuse pasar una consulta y accedió con bastante interés, como agarrándose a un clavo ardiendo, pues, por lo visto, era una situación que sufría desde hace mucho tiempo.

Aunque lo lógico sería pensar en que necesitaba a gritos una o más flores para la «depre», resultó que no: estaba en un triángulo fatal entre la culpa (pino), falta de autoestima (alerce o larch) y un gran sentimiento de fuga o ensoñaciones no muy halagüeñas (clematis). Para entenderlo mejor os remito a leer el aspecto de cada flor. ¡Con razón decía que no quería vivir, pero que no se atrevía a dar el paso...! típico de clematis.

Después de la consulta se fue, pienso que, algo ilusionada con su frasquito de flores.

La primera regla esencial de todo buen terapeuta floral es hacer despertar la esperanza, aunque sea el más pesimista. En esta ocasión fue más o menos fácil.

Bien, con la confianza que creo tener como vecina, la llamé al día siguiente para ver cómo iba el tema y... casi no podía ni hablar, estaba «tirada» en el sofá ¡mucho peor! Esto no suele ser lo normal, pero sí hay un pequeño porcentaje en que la respuesta en los siguientes primeros días es a peor. Es igual que cuando limpiamos la casa a fondo y removemos todos los muebles, alfombras, cortinas, teniendo que abrir ventanas para que ventile el polvo que se levanta. En fin, una situación inevitablemente a peor, pero para mejorar. Traté de dominar la situación explicándole todo esto y pidiéndole un poco de paciencia, después de asegurarme de que seguía tomando las gotas. Al preguntarle, me contestó que sí, que ¡llevaba ya medio frasco!

Bueno, pues a los tres días me encontré de frente con ella y su marido... ¡Estaba esplendorosa, despampanante, muy bien arreglada, «marcando figura»!, de un aspecto que, objetivamente, parecía brillar por sí misma. Y sin mediar palabra, me dice el marido: ¡Mírala! todo el día por ahí de compras. Y ella me dijo muy sonriente: «Sí, sí y sin cansarme nada».

No hubo palabras, pero percibí que me estaba muy agradecida, aunque, realmente, las protagonistas fueron las flores, y su interés.

No hará falta contar que, a partir de ese día, ¡se olvidaron de mí! y, aunque la he estado observando, no he visto que haya tenido una recaída y ¡ya ha pasado tiempo de esto!

¡Cómo son las flores!

Prosperidad

Estoy leyendo el libro *El camino de la prosperidad* (editado por Editorial Creación), que ¡no tiene desperdicio! Trata sobre la prosperidad y comienza, que ya deja a uno tiritando, con frases como:

«Una mente mezquina equivale a escasez y penuria.

Todo cuanto nos llega en la vida lo hace por la avenida del pensamiento. Si este es mezquino, ruin y tacaño, de igual índole será cuanto a nosotros llegue.

La prosperidad solo fluye por canales lo bastante amplios para recibirla.

La limitación de uno por sí mismo es uno de los pecados capitales de la humanidad...».

Esto solo es el comienzo... y algunas frases que quiero compartir contigo en estos tiempos de la palabra que no voy a nombrar y que, pensándolo bien, está más en la mente que físicamente.

Está claro que hay una desconfianza terrible, bloqueos internos y restricción, de la energía al nivel que sea, claro está, también monetaria, como consecuencia.

En cambio, hay personas iluminadas o prácticas o que no les queda más remedio, ¡por el motivo que sea!, y que está en relación con las frases anteriores, que sí están desarrollando una empresa o un trabajo de buen porvenir u obteniendo buenos ingresos totalmente lícitos.

¿Por qué esta paradoja? Vamos a ver las flores y posiblemente lo entendamos mejor.

LARCH, fundamental para reconocer nuestra propia valía y lanzarnos a conseguir las metas que decidamos porque sabemos que somos más que capaces de conseguirlas. Sin saber cuál es nuestro potencial o, ni siquiera, que lo tenemos, así no se puede comenzar nada y, por lo tanto ¡ni lo intentamos!

Es tan importante está flor o el reconocer el valor o potencial de nuestro ser real que muchos terapeutas la aconsejan siempre en la primera consulta.

CERATO, muy importante en estos tiempos. Se trata del sabio que sabe de sus posibilidades a pesar de lo que le rodea… o del loco que se deja llevar por los demás o las circunstancias a pesar de su valía.

SWEET CHESTNUT en casos de extrema angustia. Es cuestión de dar un pequeño salto hacía la nueva vida o nuevo paradigma con confianza, la angustia procede de un apego a lo pasado o a lo negativo. En procesos de grandes cambios, vitales.

SCLERANTHUS, si hay dudas entre dos opciones.

WILD OAT, si hay dudas entre varias opciones o no se sabe cuál es el camino.

CHERRY PLUM, bloqueo o sensación de «perder la cabeza» porque «parece» que un aspecto de la vida «lo es todo» cuando solo es una parte y con una solución que, normalmente, no gusta.

ROCK WATER, para esa austeridad excesiva que denuncian las frases del principio.

Como siempre, me podría extender más, pero también depende de cada caso. Lo importante es entender el mensaje y ¡tomar la flor adecuada!

Y, para terminar, te invito a leer un poema místico de cómo San Juan de La Cruz transmuta el peor momento por el que puede pasar un espíritu en un sentimiento sublime: *La noche oscura del alma*. Así, viendo las cosas de distinta manera, la realidad o lo que parece, puede cambiar de forma increíble.

¡Feliz lectura!

¡Más prosperidad!

Como vimos en la anterior entrada, la prosperidad solo fluye por canales lo bastante amplios para recibirla, y ¿qué estrecha esos canales? Lo que más contrae, limita y bloquea es el miedo, el omnipotente y omnipresente miedo. Y ahora me pregunto, para los que creemos en un Ser superior, si es así y nuestro centro es Él, ¿por qué acapara tanta atención el miedo? Como dijo Cristo: «El que no está conmigo, está contra mí» o aquel párrafo que dice: «No se pueden servir a dos amos a la vez».

La cuestión es que el miedo está ahí, se quiera o no, y en muchos casos… la culpa. Normalmente, deberíamos ser dueños de nosotros mismos, pero son las tendencias las que dominan. Cuando se presenta una crisis, las causas externas no son exactamente las protagonistas del conflicto, sino que ponen en movimiento nuestras tendencias inferiores, que son las que atan, coagulan cualquier decisión, iniciativa, ilusión; nos engañan con apariencias para dejarnos inmóviles, inertes ante el malvado destino. Principalmente, la culpa es un sentimiento enfermizo «autoinmune», descargando toda la negatividad sobre nosotros mismos, pudiendo llegar incluso (ATENCIÓN) hasta la propia autodestrucción. ¡Mucho cuidado con los pensamientos autodestructivos! Principalmente, en momentos negros, en estos es mejor no tomar ninguna decisión, mejor estar quietecitos porque no se valoran las consecuencias al no ver la situación con claridad.

En esos momentos nunca mejor para tomar las flores de Bach.

ROCK ROSE para el pánico que, aunque no se suele reconocer, sí nos ataca muy a menudo entrecortando la respiración, sensación de tembleque, pesadillas, bloqueo, parálisis… otorgando la esencia paz y confianza en el destino, dándole la justa medida, es decir, disuelve la negra situación. Está incluido en el remedio rescate, siendo la primera esencia en componer este preparado.

MIMULUS, miedos cotidianos, timidez, nervios.

ASPEN, miedos difusos, a lo desconocido, nuevas etapas ambiguas o sin definir, sensaciones extrañas.

CHERRY PLUM, miedo a perder el control, muy útil cuando aparecen pensamientos de descontrol o de no poder controlar la situación, la cual se puede convertir en agresividad hacia otros o hacia uno mismo.

ROCK ROSE, miedo pensando en los demás, una forma de proyectar los miedos de uno en los demás. Para lazos emocionales.

PINE, nunca me cansaré de denunciar este terrible sentimiento inculcado desde tiempos ancestrales y, por lo tanto, muy difícil de distinguir, en el mejor de los casos. Para mi opinión es la mejor forma de cerrar las puertas a la prosperidad. Ya conozco varias personas que, solamente tomando la esencia, ¡la vida les empieza a ir mejor!

Hay más flores que son útiles para el miedo, de una manera u otra podrían ser ¡casi todas! (CHICORY, HOLLY, WILLOW, HEATHER...)

Si estás pasando por una etapa crítica y no encuentras la solución, ¡no luches más! Delega, pide ayuda, confía en tu ser superior o divino, en el destino o en El Padre (como quieras llamarlo), entrégale tus conflictos y déjalo en sus manos ¡Verás como todo se resuelve mucho mejor! Busca nuevas ilusiones o nuevos proyectos, y si crees que alguna puerta está cerrada, intenta abrirla de cualquier modo, pues posiblemente solo sea aparente, lo más seguro es que el fantasma que te azuza ¡hace ya tiempo que no está!

La mujer con síndrome de piernas inquietas

Este síndrome se caracteriza porque, exactamente al irse a dormir, comienza una especie de hormigueo «antipático» que recorre las piernas de arriba abajo y obliga a la persona a moverse evitando caer en el sueño y llevándola a levantarse y caminar e, incluso, a hacer alguna flexión que es la única forma en que se alivia este mal.

Desde mi punto de vista, muy particular, y atendiendo a los símbolos, la persona «sale por pies» (sic) a la hora de irse a dormir que, según dicen, es la muerte de cada día.

Curiosamente, cuando Pilar me comentó su problema, al preguntarle desde cuándo lo venía padeciendo, me cuenta que comenzó después de que murió su hermana de una forma muy calamitosa y contra todo pronóstico. Por lo tanto, y según mi punto de vista, hay una relación clarísima: el acontecimiento fatídico de su hermana (una tremenda muerte) y la reacción que le causó a Pilar, la lleva a desarrollar ese terror en todo lo que se relacione con la muerte, aun de la forma más sencilla; por ejemplo, irse a dormir.

Por lo tanto, le hice un preparado para el trauma con estrella de Belén (star of Bethlehem) y también para una buena dosis que tenía de falta de autoestima (larch o alerce) y culpa (pino), además de otras que necesitaba para otros motivos.

He de decir que, aunque el tratamiento ha sido largo, los resultados en sus piernas se hicieron notar a medio plazo, permitiéndola dormir bastantes horas sin tan desagradable molestia.

Vengo observando que en situaciones de muerte trágica, los familiares y amigos cercanos desarrollan un sentimiento de gran culpa que nunca se reconoce, más bien es que no hay forma de reconocerla. Por lo cual, mina hasta lo más profundo, autodestruyendo a la persona ¡sin que se entere!

Os invito a que estudiéis esta esencia sumamente importante, pues, por distintos motivos padecemos de culpa muchas, muchas personas. Lo peor de ella es que no se da uno cuenta; es más: la persona está encantadísima con esa situación como auto martirio, sacrificio, etc. Aunque, a la larga, es tremendamente corrosiva, primero, con la misma persona y, después, con su entorno.

La autoestima

Estoy casi convencida de que todos los males que nos acechan tienen su origen en una gran falta de autoestima. Vamos a ver cómo podemos corregirla.

Estudios rigurosos en estudiantes demuestran que un niño rebelde, díscolo, problemático, básicamente, es un niño con una autoestima baja de forma que, cuando nacemos, el concepto que tenemos de nosotros mismos no existe hasta alrededor de los siete años, anteriormente el concepto es un «yo» grupal, es decir, el concepto de YO está unido al padre y la madre. Bien por no disfrutar de estás dos imágenes o bien porque, sobre todo, en épocas anteriores, la clase de educación no estimulaba, precisamente, los rasgos positivos del niño..., esto va mellando en su psicología.

Si a esto añadimos los insultos, medio ambiente difícil, desprecios, críticas desconsideradas, etc., llega un momento en que se pierde la visión de la realidad pasando a integrar esos conceptos negativos, terminando por anular o menoscabar esa autoestima, lo cual nos lleva a un sentimiento de fracaso generalizado en la vida: no se intentan solucionar los problemas. ¿Para qué, si no va a servir para nada? No se aspira a nada mejor: «¿Algo mejor para mí? Si ¡no me lo merezco!» O… «¿más de lo que tengo? ¡No creo que tenga esa suerte!». Cuando la suerte se trabaja, pero para ello hay que comenzar por creérselo.

La visión de quien tiene falta de autoestima es desproporcionada con respecto a los demás: los ve muy grandes, muy importantes, incluso, muy poderosos con respecto a sí mismo, se siente insignificante ante los demás.

Vamos a ver algunas flores que nos pueden ayudar en esta ardua labor:

LARCH, la flor de la autoestima por excelencia, para cuando no nos sentimos capaces de emprender algo nuevo o no confiamos lo suficientemente en nuestras fuerzas por cualquier motivo. Dice el doctor Bach que, realmente, es la flor básica para todo conflicto interior, pues es básico tener una buena autoestima para manejarse cómodamente por la vida y, por lo tanto, hay teorías que aconsejan esta flor como primera y principal en cualquier tratamiento.

CERATO, para cuando pedimos opinión a los demás y llevamos a cabo su consejo, aunque sea erróneo, pues sabemos cuál es la buena solución.

CENTAURY, para evitar hacer lo que sea con tal de no discutir o «quedar bien», anulando nuestro ser o cuando queremos ser demasiado serviciales en nuestro detrimento.

CRAB APPLE, cuando nos avergonzamos de nosotros mismos o tenemos una mala imagen que, además, no es real.

RED CHESTNUT, cuando nos preocupamos excesivamente por los demás... olvidándonos de nosotros mismos.

PINE, y la culpa... que no nos deja ser merecedores de nada, es un bloqueo interno, soterrado, oculto y tremendamente dañino, el cual, en la mayoría de las veces, ¡ni sabemos que existe! y, desde luego, anula toda posibilidad de aspirar a una mínima mejora.

GORSE, nuestro estado está tan apagado que ya no creemos en nada, ni siquiera la más pequeña solución, sin darnos cuenta de que, normalmente, la vida es mucho más sencilla de lo que la fantasía nos dice; muchas veces el mañana trae por sí solo la respuesta, mucho mejor de lo que esperábamos.

GENTIAN, para cuando cunde el desánimo, la desilusión por un contratiempo. Esto es debido al apego material, el cual es facilísimo pues atrapa como un poderoso imán. Debemos ser constantes en aislarnos de vez en cuando e interiorizar y conectar con nuestra esencia, pues es donde vamos a encontrar ese remanso de paz, ese punto de eternidad que nos va a abstraer de la locura cotidiana que, por otro lado, solamente es aparente y tremendamente pasajera: lo que hoy nos agobia tanto, dentro de un tiempo ¡ni nos acordaremos! O veremos que era un proceso mágico que nos iba a llevar a un destino increíblemente mejor.

Solamente hago referencia a estas flores porque, de una manera u otra, cualquiera de ellas, para según quién, ¡pueden valer todas!

Cuando alguien se va...

La vida es un continuo cambio. Todo cambia continuamente: las cosas, las personas, pero cuando un ser querido se va de nuestro lado, invariablemente, surgen los fantasmas, las sombras que hablan y hablan, parlotean hasta el infinito: «Y ¿ahora qué? te ha abandonado, ya no te quiere porque no eres nadie, no hiciste lo suficiente, te has quedado sol@, vací@ porque no estás a la altura…». Y así continuamente día y, sobre todo, noche.

Lo que realmente ocurre es que una situación de cambio, como es la marcha de un ser tan querido, destapa o saca a relucir los defectos, puntos débiles que tenemos «de antes». Pone de manifiesto algo que estaba escondido, oculto entre los pliegues y repliegues del alma o de las emociones. Estas asaltan, inundan sin contemplaciones el centro de mando, el eje o punto central, desde donde gobernamos nuestra vida, dando un buen golpe de efecto o de estado con sentimientos tan profundos como, en ocasiones, violentos. Ante todo, vacío existencial (LARCH+LARCH+LARCH, CENTAURY, CRAB APPLE); resistencia-negación (AGRIMONY, CHERRY PLUM, BEECH, STAR OF B.); miedo más o menos intenso (MIMULUS, ROCK ROSE, ASPEN, RED CHESTNUT); ira-rabia (IMPATIENS, HOLLY, CHICORY, WILLOW); frustración, depresión (GENTIAN, MUSTARD, GORSE); culpa (PINE, HEATHER, CHICORY); angustia vital-negar el cambio (SWEET CHESTNUT, WALNUT, ROCK WATER); aislarse (WATER VIOLET); revivir una y otra vez el pasado «a ver dónde está la causa» (HONEYSUCKLE); crear un mundo de fantasía, ensoñación, fuga de esa realidad que no nos gusta (CLEMATIS); anularse a sí mismo (CERATO, WILD OAT, SCLERANTHUS); «rayarnos» la cabeza dándole vueltas y vueltas a la misma idea (WHITE CHESTNUT). Y, después de un tiempo, llega el agotamiento (OLIVO, HORNBEAM).

Bueno, creo que casi se pasan por todas las alteraciones emocionales, pero destacaría, como fundamentales, dos: la falta de autoestima (no reconocemos el Ser que, realmente, somos) como la principal; y la resistencia, pensando que perdemos algo…

La resistencia trae sufrimiento

Nos queremos resistir, negando una realidad, pensando en que así la podemos tener atrapada o que no va a haber cambio alguno, pero llega un día en que, ya de pura extenuación, cansancio nos doblegamos a la idea, a esa realidad, diluimos esos «yoes» o egos que tanto dominan y tanto se quejan, probamos a aceptar…, nos perdemos y, entonces ¡ocurre el milagro!

Nos fundimos en la corriente de Vida, nos dejamos fluir por la energía cósmica, donde Todo y todos estamos unidos, enlazados, formando una sola entidad, la UNIDAD; nos sentimos una pieza fundamental del engranaje universal y, por si fuera poco, el ser que pensábamos perdido está en y con nosotros formando parte de tú a tú, en la misma onda o frecuencia energética porque en esa vibración no hay distancias, ni tiempo, ni espacio; es el origen, el Hogar al que pertenecemos y donde siempre existimos, donde convivimos con la LUZ, el AMOR… y entonces es cuando, realmente (paradojas de la vida), nos encontramos.

Por lo tanto, cuando un ser querido se va, nos está enseñando la lección más importante y la mayor ofrenda de amor que nos puede ofrecer: negarse para que seamos nosotros mismos.

«Yo soy, yo soy

Haya discípulos o no, eso carece de importancia.

No depende de ti y todo mi esfuerzo aquí es conseguir que también tú no seas dependiente de mí.

Estoy aquí para darte libertad. No quiero, de ninguna forma, anularte.

Sólo quiero que seas tú mismo.

Y el día en que eso suceda, cuando seas independiente de mí, serás capaz de amarte realmente. No antes».

Osho

Dependencia... ¿de qué drogas?

Por regla general, cuando nos hablan de dependencias, inmediatamente pensamos en drogas, normalmente en drogas duras. Pero si analizamos bien la cuestión y somos sinceros con nosotros mismos, veremos que somos dependientes de otras muchas «sustancias»: el chocolate, la televisión, la moda, las redes sociales…

Realmente, ¿somos conscientes de hasta qué punto somos dependientes? Cuando vivimos en sociedad, todos los caminos van dirigidos a la dependencia; es más, todo nos lo dan hecho, solo nos queda un pequeñísimo papel en cuestión de trabajo, relaciones y poco más; de forma que sí, un día, apareciéramos en medio de, por ejemplo, la selva o el desierto, ¿qué haríamos?

En definitiva, somos dependientes, incluso sin darnos cuenta de casi todo. Y ¿por qué? Por un lado, por comodidad mal entendida, porque, al final, se convierte en una trampa. Y principalmente por una base de falta de autoestima importante (no olvidemos que un pueblo sin autoestima y con miedo es como mejor se maneja).

Pero como contamos con nuestras maravillosas amigas, las flores, vamos a ver cuáles nos ayudan:

LARCH es la flor básica para desarrollar una buena autoestima.

CENTAURY, para no sentirnos menos que los demás

PINE, para darnos el lugar que nos merecemos

CRAB APPLE, reconocernos como realmente somos

CERATO, para confiar completamente en nuestro ser interno

WALNUT, en los momentos de cambios, tener las ideas muy claras sin que nos perturben

HOLLY, desarrolla el verdadero Amor que da sin esperar nada a cambio

Estas son algunas de las flores que nos pueden ayudar, según cada persona. En definitiva, lo importante es buscar el centro, estar conectados a nuestro ser profundo y ser fieles a nosotros mismos, lo cual va a hacer que seamos capaces de cualquier aventura y reto que nos ponga la vida por delante.

Somos dioses en potencia, como hijos del Dios/ Padre/Madre que somos, lo creamos o no, la semilla la llevamos dentro. Solo se trata de creérnoslo y de hacerla germinar…

¿Crisis? ¿qué crisis? (que diría Supertramp)

Me he resistido a pronunciar la palabra, pero también es cierto que las cosas hay que encararlas y llamarlas por su nombre. Ahora bien, ¿de qué crisis hablamos? Porque tenemos la palabrita hasta en la sopa, pero hay personas que no la padecen, incluso están ganando igual o más dinero que antes o ya han pasado por otras crisis personales anteriormente y esta ni la sufren de refilón, la saludan y la dejan pasar de largo.

Por otro lado, tanto sintonizar con este concepto, sabemos que lo estamos creciendo, agrandando, multiplicando; por lo tanto, nos podemos encontrar que existe mucha más crisis en nuestra imaginación de lo que es la realidad.

No hay ninguna duda de que estamos asistiendo a un cambio mayúsculo en todos los niveles: espiritual, intelectual, emocional, físico… Pero, sabiendo cuales son los hilos y las claves que lo mueven, todo se puede ver mucho más claro: estamos entrando en la famosa era de Acuario, con lo cual, todo lo anteriormente establecido ha de cambiar «de arriba abajo», ya no se sostiene nada de lo anterior, el cambio es absoluto; por lo tanto, ¿qué ocurre? Si nos analizamos bien, con perspectiva y rigurosidad, veremos que el conflicto está en el cambio. La gran mayoría de los problemas vienen por ahí. Y ¿adónde nos lleva este cambio?

Pues Acuario marca la pauta, y para muestra un botón: en dos días casi consecutivos, dos políticos me sorprendieron en gran manera (para lo que espero de ellos), uno decía que ya no vale aquello de «yo soy bueno y tú eres malo», que ahora corresponde unirse para trabajar en conjunto y sacar esto adelante; y otro decía algo parecido: que ya no valen los egoísmos y que deberíamos trabajar todos por un bien común.

Otro ejemplo, la tan criticada Ángela Merkel ha tenido la gran lucidez de proponer una coalición de gobierno con el principal partido de la oposición. Y… ahí están ¡primera potencia europea! (Además, los alemanes deben ser muy inteligentes o, por lo menos, son capaces de elegir a una mujer sin más remilgos, algo bien raro). Siguiendo con el hilo, pertenecemos a la Unión Europea, la cual tiene una bandera azul intenso plagada de estrellas de cinco puntas y el himno a la Alegría. No puede tener mejor simbología para un futuro cierto cuando logre desprenderse de egoísmos, nacionalidades, territorialidades, etc.

Es decir, la nueva era trae consigo el olvidarnos de nuestro ombligo y pensar que todo lo que hagamos a los demás (persona, animal o cosa) va a repercutir en nosotros indirectamente y ya lo estamos viendo: sabemos que lo que vaya a parar al mar, allí va a estar esperándonos para cuando vayamos a bañarnos, si soltamos humos a los cielos, eso será lo que respiremos y así en otro orden de cosas, ¡a todos los niveles!

Entramos en otro nivel de conciencia, donde lo que pensamos ya sabemos que está influyendo en los demás y como un boomerang vuelve a nosotros; por lo tanto, nuestra es la decisión sobre lo que pensamos, sentimos y hacemos.

También sabemos que si pensamos en positivo, vamos a obtener aquello mucho mejor que si lo pensamos en negativo, porque los pensamientos son magnéticos, «atraemos lo que pensamos». O dicho de otra manera: «la energía sigue al pensamiento». Después obtenemos las consecuencias, no al revés.

Esta crisis viene por una falta o ausencia de valores, cantidad de despropósitos, egoísmos, un ¡sálvese quien pueda! Y no vale decir: «sí, pero son aquellos los corruptos, ladrones, etc.», porque, con la mano en el corazón y a nuestro nivel, ¿pensamos más en el otro o en nosotros mismos? ¿Nunca hemos cogido nada de ningún sitio? Aquellos salen (como los hongos, por cierto) porque reflejan ni más ni menos cómo está la sociedad.

En esta nueva etapa también se eleva la conciencia, sabremos mejor quienes somos realmente como ser individual y seremos menos manejables. Por lo que ya sabemos que el miedo nos lo inoculan continuamente para manejarnos mejor, primero nos ofrecen compras, compras, hipotecas regaladas y luego vienen con el palo, pero esto se acaba siendo conscientes y dueños de nuestra propia vida.

Otro ejemplo son las redes sociales, la red de redes. Nos informa a tiempo real sin ningún tipo de manipulación. ¡Es imposible, de otro modo! Por lo que todo se globaliza, todo pasa a formar parte de la Unidad donde todo influye a todo como en un holograma. Como dijo la madre Teresa: «Tú eres una gota en el océano, pero el océano sería menos sin esa gota».

Transcribo algo que encontré y que describe exactamente lo que quiero transmitir:

Mi abundancia y mi prosperidad no dependen de mi profesión, trabajo, situación del país:

La verdadera fuente esta en mí

La abundancia y la prosperidad son ilimitadas, es Todo en el Universo y es mi única fuente.

YO SOY LA ABUNDANCIA DE DIOS MANIFESTADA

Además, tenemos las maravillosas flores que tanto nos ayudan, si queremos llegar a la esencia, al verdadero Ser:

LARCH, para reconocernos exactamente cómo somos.

ROCK ROSE, en estos momentos no existe el miedo, sino pánico, que puede llegar a dominar y bloquear de una forma increíble, si no se reconoce.

SWEET CHESTNUT, para los grandes cambios, evita la angustia vital, ansiedad.

WALNUT, para transcurrir por los cambios sin que nos dominen o manejen desde fuera.

PINE, muy importante cuando hay bloqueos con la sensación de que son insuperables. Nos permitimos abrirnos a la prosperidad, salud, amor porque nos lo merecemos.

HOLLY, porque vale para todo, principalmente sentirnos queridos y, a partir de ahí, irradiar la energía del Amor a todo y todos, y eso es lo que recibiremos.

Los hijos de la pereza: resistencia al cambio, relegar, victimismo, rechazo, cansancio, bloqueo generalizado.

En los manuales de autoayuda encontramos casi siempre cómo superar el odio, rabia, resentimiento, culpa, depresión, orgullo y otras distintas emociones malsanas, pero casi nunca se hace referencia a la pereza. En cambio, esta emoción negativa se encuentra oculta tras una máscara muy variada, ya que las emociones negativas, también conocidas por «egos», se suelen ocultar muy eficientemente tras otras muchas facetas, incluso llegamos a pensar que son los demás quienes las padecen.

Lo más importante es reconocerla. En ese momento, ya hemos ganado la mitad de la batalla, y para ello es fundamental tomar distancia, no identificarnos ya con esta emoción, sino ser meros espectadores de todo cuanto ocurre a nuestro alrededor, para ver cuáles son las respuestas o reacciones hacia las circunstancias de la vida. De esta forma, podemos formar una idea muy clara de los resortes, tendencias que están actuando.

Una naturaleza perezosa parte de un juicio de valor, pues le damos o quitamos importancia a algo. Por ejemplo, nos ofrecen un trabajo y, casi de forma instantánea, surge un pensamiento: «es que no entra en mis expectativas, no voy a ser capaz, no es para mí…», cuando, ni siquiera lo hemos probado y, por lo tanto, no tenemos ni idea si se va a ajustar a esos parámetros.

Por lo tanto, nos puede provocar una resistencia al cambio pues se opone a todo lo que aparece por el horizonte, de antemano, formando un juicio de valor que, seguramente, no tiene ningún fundamento: WALNUT.

Esta resistencia requiere mucha energía para llevarla a cabo lo cual conduce a cansancio, el cual puede ser extenuante: HORNBEAN, si es un cansancio mental, y si es físico o de mucha duración: OLIVE.

Una visión negativa de la realidad ya que, como no quiere hacer nada… todo lo ve malo, entonces se encierra en un pequeño escondrijo y no sale de ahí: GENTIAN, para el pesimismo. MUSTARD, para apartar la nube negra o GORSE para recuperar la esperanza perdida.

La vida es fluida y emplea la ley del mínimo esfuerzo, pero la resistencia a este fluir que provoca la pereza y, al no querer paralizarnos, nos lleva a un doble esfuerzo, pudiendo trabajar hasta la extenuación. OAK. Por otro lado, si tenemos la sensación de no querer hacer algo o «no dar ni palo» y nuestra conciencia así lo delata, sufrimos el complejo de culpa, PINE.

De forma casi imperceptible, también se extrapola en exigencia: dado que es un valor muy en alza en la sociedad exigir tanto y más, todo lo que no se adapte a nuestra particular y corta visión de las cosas, provoca un rechazo: a ser sensibles, a tomarse su tiempo, al polen, gramíneas, a poner un dedo encima de nadie…, al amor: BEECH.

Como no se acepta lo que viene, de repente, urge saltarse la vivencia, produciendo una prisa desenfrenada, IMPATIENS. Como también da lugar a un odio o resentimiento interno ante esa situación, HOLLY; así como el sentirse víctima de lo que ocurre, WILLOW. O también puede provocar una evasión de responsabilidad, CLEMATIS.

En fin, que podemos ver hasta dónde llegan los tentáculos de la pereza, la cual, básicamente, en sus inicios, se combate con HORNBEAM ya que este remedio actúa para un estado de cansancio, aburrimiento, rutina mental ante determinadas experiencias pero que, en otras distintas más divertidas o que nos gustan más, desaparece; por lo tanto, no es un cansancio físico.

La vida es activa y fluida, basada en el cambio, exactamente lo contrario de lo que busca la pereza: una especie de muerte en el sentido más literal de la palabra. Por lo tanto, la forma más efectiva de combatirla es aplicando la consciencia, siempre actuando desde el Ser y, en definitiva, ayudándonos con las maravillosas flores.

Artículo afín: Pereza a fondo, de Jorge Lomar en la revista Universo Holístico, nº 48.

Flores para el tránsito y el duelo

Cuando en la vida acontece un cambio más o menos grande, siempre vivimos un proceso de tránsito y duelo, de alguna forma, aunque no llegue a ser una experiencia del paso al más allá, incluso pueden ser vivencias tan o más complejas que el definitivo paso a los mundos invisibles.

De hecho, la vida es puro cambio, nada permanece quieto, sino que todo se mueve, cambia pero normalmente cuesta mucho adaptarse a esos cambios; sobre todo, cuando nos identificamos tanto o nos sentimos tan cómodos o, incluso felices, en la etapa anterior. Pero ocurre una paradoja: venimos a este plano para aprender y, por lo tanto, tenemos experiencias que, al principio, cuestan. Son complejas, pero, poco a poco, nos vamos haciendo a ellas, las vamos dominando, aprendiendo a manejarlas y a sentirnos, cada vez más, a gusto con ellas, hasta llegar a una culminación en que es una situación estable, ideal; en algunos casos, perfecta. De manera que nos pasaríamos toda la vida en esa forma de vida.

Pero es, precisamente, en ese momento cuando ya se ha obtenido toda la riqueza de la experiencia, y corresponde emprender otras nuevas y todo lo que conlleva. Entonces, como seres racionales que somos, llenos de tendencias que se aferran a lo conocido, a lo fácil, al pasado, comenzamos la más dura de las batallas: ideas enfrentadas, emociones que no paran y que se resisten a lo nuevo, convirtiendo la etapa, incluso, en un calvario para conseguir más sufrimiento en ese cambio o, incluso, no darlo, que sería lo peor.

Sería como el niño que está muy bien en un curso y se niega de todas las formas a pasar al siguiente…

Pero contamos con la ayuda inestimable de las flores:

WALNUT, la famosa flor para los cambios. Nos ayuda a adaptarnos a las nuevas circunstancias, a tomar nuestras propias decisiones (no lo que quieren los demás) y nos protege de influencias externas que pueden querer lo contrario de lo que nos conviene.

SWEET CHESTNUT, para cambios mayúsculos, donde renace un nuevo ser, una metamorfosis auténtica.

LARCH, para tener la suficiente seguridad en uno mismo e ir pisando sobre seguro.

REMEDIO RESCATE, en los grandes cambios, además de reforzar a las demás flores actúa en los momentos más difíciles con mucha eficacia. Cada una de las flores que lo componen nos ayuda en estos procesos.

CHICORY, muy importante para desarrollar el amor verdadero, que da sin esperar nada a cambio y fluye armoniosamente entre las distintas etapas. Para soltar y para el desapego emocional.

GENTIAN, permite elevarnos a regiones donde conectamos con el infinito, lo estable, lejos de materialidades y apegos aparentes.

HOLLY, también nos ayuda a desarrollar el amor universal y evita la rabia, odio, el sentimiento de abandono, de no sentirse querido, etc.

PINE, como no, aprendemos de la experiencia sin culpas.

RED CHESTNUT, corta los lazos emocionales que no nos permiten avanzar.

HONEYSUCKLE, nos sitúa en el presente y crea una imagen exacta del pasado.

WILLOW, para la rabia oculta, escondida, contra el destino que parece implacable en contra de nuestros deseos. Nos ayuda a ver el lado más benevolente.

BEECH, resistencia a lo nuevo, que lo vemos como un peligro, un enemigo, siendo una imagen falsa.

AGRIMONY, ayuda a sacar la angustia interna, armoniza el interior y acepta la nueva etapa.

Seguramente podría seguir con varias más, pues depende, también, de cada persona. Estas son solamente un ejemplo del trabajo que desarrollan y de cómo nos pueden ayudar.

En el último tránsito de esta vida no sufriríamos ni lo plantearíamos como se hace si tuviéramos todo el conocimiento e información sobre él. No deja de ser un simple cambio y lo más paradójico: el ser que se va «no desaparece» solo por el mero hecho de que no le vemos. Es exactamente lo que ocurre: dejamos de verle, con los ojos físicos, pero no con los internos; es una pequeña o gran transformación, pero trasformación, al fin y al cabo.

Tanto la persona que se va como quien se queda, pasan por etapas muy similares, pero indudablemente enriquecedoras si pudiéramos verlas como realmente son: viviendo el momento presente, el mágico y eterno aquí-ahora, únicamente.

Como dice Leadbeater, reconocido y prestigioso clarividente, en su libro *A los que lloran la muerte de un ser querido*: «La actitud de duelo es una actitud ignorante y estéril. Cuanto más sabemos, más completa será nuestra confianza, porque sentiremos con certeza absoluta que nosotros y nuestros difuntos somos iguales en las manos del Poder perfecto y la Sabiduría perfecta dirigidos por el Amor perfecto.».

Cuando soy débil es cuando soy más fuerte

Esta frase la dice San Pablo haciendo referencia a esos momentos críticos en que llegamos a la extenuación completa y ya no quedan fuerzas para luchar, cuando desde el fondo del alma surge el grito de ayuda y… entonces se opera el milagro, cuando surge esa luz vigorosa o la respuesta más sencilla pero más genial que nos eleva a las cumbres.

Y esto ocurre porque, normalmente, el hombre adulto se comporta como si fuera el único ser en el mundo, autosuficiente, arrogante, poseedor de la última verdad. Pero cuando atraviesa un problema grave o una crisis existencial, ¿quién es? El sentimiento es el de no ser nadie o no tener fuerzas para nada. Normalmente, esa prueba consiste en que surja esa repentina humildad para que se manifieste la divinidad que llevamos dentro, es decir, sacrificamos las tendencias inferiores tan limitadas y superfluas para sacar a la luz la fuerza que viene del infinito y de la cual guardamos una chispa en nuestro ser más profundo.

Cada vez estoy más convencida de que los problemas o crisis se presentan para que practiquemos esa tan necesaria humildad, para «pulirnos», desprendernos de tendencias que ya no nos son útiles. Lo que ocurre es que, a mayor resistencia al cambio, más padeceremos en ese desprendimiento.

La solución más clara está en no oponer resistencia, dejarse llevar y elevar la vibración lo más posible, tanto en sentimientos como pensamientos. ¡Todo uno! Cuanto más nos acerquemos a las regiones de la LUZ y el AMOR, más fácilmente veremos las soluciones a nuestros problemas o conflictos.

Es una forma un poco enrevesada de explicar lo que dijo el doctor Bach con respecto a la solución de los problemas: que la solución se encuentra en un nivel superior de conciencia al que se creó el problema, es decir, «de lejos se ve más claro» o, no por darle vueltas a las crisis va a salir la solución, sino que es meditando, buscando otras opciones o dejando antiguos hábitos.

Dice Albert Einstein: «Pienso 99 veces y nada descubro. Dejo de pensar, me sumerjo en el silencio, y la verdad me es revelada».

Normalmente, las crisis o la solución de problemas pasan por un cambio en la actitud o en la forma de vida. Y para ayudarnos en ese proceso, vamos a ver qué flores nos pueden ayudar.

WALNUT, la famosa flor para los cambios, imprescindible para la adaptación a la nueva situación, además de ayudar a «cortar» los lazos antiguos y de hacernos ver la meta claramente sin que interfieran otras opiniones no necesarias.

HONEYSUCKLE, nos hace vivir en el presente, nos actualiza y dejamos de pensar en aquello de «cualquier tiempo pasado siempre fue mejor», actitud que envejece una barbaridad. Por lo cual, aplicando unas gotitas en la piel, ¡elimina o atenúa las arrugas!

PINO, para evitar el sentimiento de culpa que puede acarrear el tomar decisiones de las que no hay vuelta de hoja.

GENTIAN, para el pesimismo o para tomar distancia y ver que ¡no es para tanto!

LARCH, para una mayor confianza en sí mismo y emprender y tomar las nuevas decisiones con seguridad.

SWEET CHESTNUT, para sobrepasar la extrema angustia y renacer como el Ave Fénix.

RESCUE REMEDY cubre un amplio campo en traumas, pánico, huida, temor a perder el control o una gran impaciencia, nerviosismo.

En realidad, cada una de ellas puede valer para según qué casos, por lo que te remito a repasar cada una de ellas.

Quiero hacer una mención especial al equipo de la inmejorable revista gratuita UNIVERSO HOLÍSTICO, felicitar y agradecerles su buen hacer y, en especial, en el número 22, en el que insertan un artículo titulado «Flores de Bach contra la violencia de género» de Federico Sánchez y Nieves Marín. ¡Excepcional! ¡No te la pierdas! Además de verla en papel, la revista también se puede descargar en la red.

Mariposas, viajes..., transformación

Aunque la gran mayoría pertenecemos a una determinada religión y, aunque normalmente cada religión nos habla de un más allá a donde iremos después de esta vida. A pesar de suponer que esta idea la tenemos integrada, llegado el caso en que alguien de nuestro alrededor, cuanto más si es un ser querido, se va a ese «más allá», ¿qué ocurre? ¿Nos alegramos por ese feliz viaje? O, normalmente, ocurre lo opuesto completamente. Entonces, ¿dónde están nuestras creencias?, ¿tenemos en cuenta que esa persona-ser queridísimo nos está viendo y sintiendo todo el drama que estamos montando?, ¿le va a hacer gracia o, más bien, estaremos retrasando su viaje por nuestra actitud?

Averiguando los símbolos que rodean a la persona que se va a ir, estos nos indican todo lo contrario de lo que esta sociedad tan sumamente materialista nos ha inculcado: el miedo a la muerte. Bien, estos símbolos son manifestaciones de libertad, alegría, incluso diría, ¡de fiesta! Y no es de extrañar si pensamos que es el retorno de vuelta a casa, al Hogar… Los símbolos o sueños, sobre este momento, se convierten en mariposas, viajes al extranjero, nacimiento de un nuevo ser, mudanzas a una casa de lujo en la mejor zona…

Nos dicen los maestros que deberíamos llorar cuando alguien nace y alegrarnos por el que se va, pues en esta vida venimos a aprender y vivir experiencias, las cuales pueden llegar a ser muy duras y, en cambio, en el más allá es donde está nuestro verdadero hogar. Y, aunque el espíritu vive allí y aquí, nuestra percepción, al identificarnos con la materia, es de limitación y en muchas ocasiones de oscuridad, problemas, crisis, etc. Esto es lo que hemos de trascender e intentar saber que nuestro verdadero origen está «allí».

Y para ayudarnos en este proceso vamos a ver qué flores nos van a venir bien, tanto para quien se va como para quien se queda:

ASPEN, la mejor flor para reconciliarnos con el más allá.

MIMULUS, miedo al viaje mal entendido por muerte.

WALNUT, ayuda a adaptarse a la nueva etapa.

AGRIMONY, para aceptar la realidad y estar en paz.

HOLLY en casos de rabia.

WILLOW también para resentimientos o no aceptación del momento.

PINE, para la culpabilidad que puede generar la situación.

SWEET CHESTNUT en caso de extrema angustia.

HONEYSUCKLE, para evitar los lazos con el pasado.

GENTIAN, para vivir el momento con más optimismo y compenetración con el ser interior.

CHICORY, para dejarse fluir y dejar ir.

RESCUE REMEDY, desde luego para todo el proceso.

Deberíamos trascender las apariencias, ver lo que realmente está ocurriendo y ¡vivirlo como tal! En una ocasión viví la experiencia del viaje de un ser muy querido, posiblemente fue más fácil, pues ya era el final de su vida. Por lo que fuera lo viví como una experiencia maravillosa. Me negué a celebrar el ritual funerario, pues pienso que solo se le rinde tributo al cuerpo y todo lo demás no cuenta. Por lo tanto, me gané una buena amonestación, pero lo que conté luego creo que mereció la pena: el día de su entierro, yo estaba en el campo imaginando, creo que sintiendo cómo ese ser, mutilado y semiparalizado en la vida de aquí, con una cara de completa felicidad y sonrisa de pillo, surcaba los cielos, lleno de LUZ y colores, rodeado de seres celestiales. Será o no casualidad, pero exactamente a la hora de su entierro, y sin que hubiera una nube en el cielo, en el horizonte apareció un arco iris.

También, ese mismo día, y por dos veces, escuché la canción *Acuarela* en la radio (¿casualidad?).

Por favor, dejemos de sufrir y llorar por quien se va, pues, como dice Ramacharaka:

No hay muerte: NO HAY MÁS QUE VIDA, Y ESTA VIDA ES ETERNA! [1]

Tu verdadero ser no sufre ni se identifica con este mundo material, EL VIVE EN-Y ES LUZ Y AMOR INFINITOS.

Sanar las relaciones

Hace un tiempo tuve la oportunidad de participar en ruedas de constelaciones familiares. Una de ellas trataba el caso de una chica con un gran conflicto sentimental, en ese momento. Tenía novio, pero temía que lo pudiera perder porque tuvo varias relaciones y varios cambios de pareja y no quería pasar más por esos cambios.

Entre unas cosas y otras, yo terminé haciendo «el papel» del novio actual o poniéndome en su lugar. Todavía no sé cómo funcionan las constelaciones, lo cierto es que cuando alguien se pone en lugar de una persona relacionada con la protagonista, realmente parece como si se metamorfoseara en esa persona, en el sentido más literal de la palabra. Y así lo viví. De hecho, desde el primer momento me empecé a sentir mal, fatal, tanto que salí del círculo, y no salí de la sala por vergüenza (de hecho fue la última participación que hice, de lo mal que lo pasé).

---

1 Ramacharaka, Yogi: *La vida después de la muerte.* Editorial Creación.

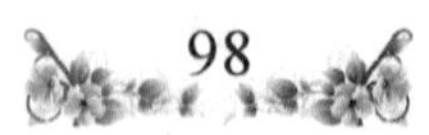

Para resumir la cuestión, el problema estaba en que la chica pensaba que, para estar más afín con su actual relación «tenía que sentir una aversión» o sentimiento negativo de rechazo hacia sus anteriores parejas, lo cual era ¡lo diametralmente opuesto a lo que verdaderamente debería ser! De forma que fue reconciliándose con cada una de sus anteriores parejas (representadas en ese momento por otras tantas personas), «sanando esa relación antigua» y, curiosamente, conforme iba sanando esas relaciones ¡yo me iba sintiendo mejor! Hasta que llegó a su relación actual («yo») y entonces sentí una dicha y felicidad inenarrable.

Esta experiencia me impresionó vivamente, y ¿por qué? Pues a lo largo de la vida, más profundas o menos, la mayoría pasamos por varias relaciones sentimentales y la tendencia a pensar es que si mantengo un sentimiento afectuoso o «positivo» hacia la relación anterior es como si estuviera engañando a la actual o algo por el estilo. En cambio, según se demostró con el ejercicio anterior, es completamente imprescindible sanar y reconciliar los sentimientos antiguos para tener una vida satisfactoria y plena en el futuro, porque, en definitiva, el problema que tenía la protagonista es que sus parejas percibían esos malos sentimientos y precisamente ¡era lo que les alejaba!

Esto concuerda con filosofías profundas, las cuales dicen que, en el futuro, todos estaremos unidos en un gran océano de AMOR; ya no dedicaremos «todo» a una sola persona, sino que hemos de ir aprendiendo a amar a todos como parte de la Unidad que somos.

Una gran lección para aprender y que no enseñan en ninguna escuela, siendo algo tan primario.

Y para mejorar, vamos a ver qué flores nos ayudarían en esta tarea.

HOLLY o el amor universal. Ayuda a templar la rabia, celos, sospecha, suspicacia.

WILLOW para el perdón. Nos hace ver la parte de responsabilidad que ejercemos en cada situación.

CHICORY o el amor maternal. Para evitar el victimismo, aquello de «con lo que hice por ti»

WALNUT, para los cambios y ver que, aun cambiando, siempre hay un fondo estable, permanente, EL UNO o el TODO.

PINE, para permitirse la felicidad a pesar de..., ayuda a sobrevolar las acusaciones a uno mismo.

LARCH, para una buena autoestima y saber que cada uno somos un ser único que está en cada momento donde y con quien debe de estar, y es feliz porque se lo merece.

Esta es una pequeña pauta, después, según cada cual, puede ampliar el abanico.

Y para terminar, una frase de San Agustín: AMA Y HAZ LO QUE QUIERAS.

¿Trabajo de servicio o servilismo?

Los maestros nos dicen que, para evolucionar, avanzar más rápido en la vida, el principal trabajo a realizar es el de servicio.

El trabajo de servicio consiste en trabajar desinteresadamente para ayudar a los demás. Se refiere, claro está, a un trabajo que bien podría ser distinto al que nos mantiene o con el que nos ganamos la vida, aunque si alguien tiene la suerte de poder combinar los dos, ¡genial! No quiere decir que no cobre por su trabajo, lo cual le cubriría las necesidades básicas, pero si, además, su trabajo lo realiza de corazón y con la mayor intención de «servicio», ahí es donde desarrolla esta gran cualidad.

Puede llegar un momento en que la persona ha alcanzado tal grado de evolución que la vida le proporciona una situación en la que no necesita trabajar tanto para mantenerse, sino que, cada vez más, va a poder dedicar más tiempo al trabajo altruista puro.

Esto lo he podido observar a lo largo de mi vida y puedo dar testimonio de ello, pero también puedo atestiguar del defecto que conlleva el trabajo de servicio: el «servilismo».

Cuando la vida ya no ofrece un gran aliciente, la mejor solución es redirigirla hacia un trabajo de servicio; pero esto se puede confundir con «perder el norte» y entregar o anular «la esencia» de uno. Es decir, tratar de ayudar a «tontas y locas», a costa de lo que sea y por encima de quien sea. Con lo cual estamos haciendo flaco favor a quien recibe la ayuda y, menos, a nosotros mismos.

También puede ocurrir que lo confundamos con una predisposición sumisa en la que no disentimos nunca del que tenemos enfrente, ¡ni se nos ocurre! Y si ese alguien nos hace un mínimo favor «porque le interesa», no sabemos cómo pagarle esa pequeña gracia y no nos llega la vida entera para poder hacerlo.

Por otro lado, realmente, es muy cómodo dejarse llevar, no oponerse al otro, ¡es comodísimo! Pero esto conduce a un gran desgaste de energía por nuestra parte, así como anular nuestro verdadero y profundo ser. Además, con tanto anularnos y ser tan «serviciales», los demás terminan por no creernos o no tomarnos en serio y, lo que es peor, abusar hasta donde les dejemos.

La persona que trabaja con las flores estará leyendo todo esto y pensando que hablo en clave de «centaury o centaurea». Efectivamente, esta flor corrige esa situación de excesivo servilismo, de creernos que estamos por debajo de los demás, de todos, y nos pone al mismo nivel, dando lo que nos sobra, no la propia esencia, al igual que el árbol da el fruto y no el tronco.

Pero, continuemos con las flores y el trabajo de servicio. Hay otro aspecto que nos puede llevar a ser demasiado servilistas y es LA CULPA: si alguien me pide un favor y le digo que no o no se lo hago ¿estoy haciendo mal? ¿Soy una mala persona? También puede ocurrir que uno tenga la perenne sensación de que ha hecho algo mal y trata de redimirlo trabajando hasta la extenuación. Principalmente, para los demás, aunque se quede sin fuerzas, sin dinero y sin lo que haga falta, con tal de calmar esa sensación funesta, la cual nunca va a desaparecer, a no ser que se tome conciencia de ella, llegando a la extenuación total de auto ataque o autoaniquilación, degenerando en una enfermedad autoinmune o algo peor.

Actualmente está bastante demostrada la eficacia de las flores, en concreto el remedio PINE en las enfermedades autoinmunes y genéticas, otra cosa es que la persona acepte la terapia que… suele ser que no.

Y, para formar el triángulo hablaremos del castaño rojo o RED CHESTNUT para la preocupación excesiva por lo demás. Y esto ¿por qué ocurre? Nos volcamos desaforadamente en los demás, preocupándonos incansablemente por su suerte, que solemos prever con nubarrones, porque proyectamos en ellos nuestros miedos y temores. Aquí aplicaríamos de maravilla aquello de «la caridad-amor bien entendido comienza por uno mismo». Para poder ayudar a los demás, primero hemos de ayudarnos a nosotros mismos, no podemos amar a los demás si estamos vacíos de amor, de otra manera corremos el riesgo de convertirnos en lo contrario de lo que pretendemos. Al no tener amor-energía-luz internas… las buscamos fuera con la excusa de ayudar, pero estamos falseando la situación: en lugar de ayudar, pasamos a ser dependientes, a necesitar a los demás.

Pero para eso están nuestras amigas, las maravillosas flores, para que, al tomarlas, nos ayuden a corregir esos deslices, aunque son tan maravillosas y magnánimas, están tan llenas de energía-luz-amor, que solamente el visualizar que te bañas en ellas ¡ya están actuando!

Y también, como puedes ver, ¡nos aclaran tanto el camino!, aun sin tomarlas podemos entender lo que nos ocurre y poner el remedio.

Siempre estarán esperando a que acudamos a ellas para facilitarnos el camino.

Septiembre, tiempo de cosecha ¿o no?

Tradicionalmente, septiembre corresponde al final de una etapa, durante la cual se recogen los frutos de lo sembrado con anterioridad, por lo que, si se ha realizado una buena siembra, se obtendrá una mejor cosecha.

Al ser final de una etapa, esta da comienzo a otro nuevo ciclo; por lo tanto, es un momento de nuevas expectativas, nuevos y renovados ideales, nuevos proyectos e ilusiones.

Pero actualmente ya nos han colado la idea de que el precioso y maravilloso septiembre es el mes «de la depresión». ¡Ya está! ¡Así de simple! ¿Por qué?, ¿tan malo es volver a lo cotidiano, al trabajo, a las responsabilidades?

Si a todo esto añadimos lo que nos cuentan desde unos intereses creados por tierra, mar y aire y que no voy a repetir, no es de extrañar que uno caiga en picado ante tal cantidad de horrores ¿interesados?

Quiero hacer una llamada de atención sobre esto, pues nos quieren vender (y lo hacen muy bien) un espejismo bastante negro, por cierto. Pero ¿por qué mordemos el anzuelo? Básicamente por una gran falta de identidad personal, individual: nos han educado para seguir al rebaño y para que no pensemos, incluso para que olvidemos quién YO SOY realmente, es decir, que nos alejemos de nuestro verdadero origen, donde se halla nuestra gran fortaleza.

Para ello vamos a hacer un repaso de las flores que nos ayudarían a reorientar nuestra vida y volver a conectar con nuestra ESENCIA, la cual es ÚNICA, DIVINA, INMORTAL, BELLA, PODEROSA…, entre otras muchas elevadas cualidades.

LARCH, la flor por excelencia para la falta de autoestima. Según algunas teorías es la primera que deberíamos tomar, pues si carecemos de esta base tan fundamental, todo lo demás se tambalea.

CERATO, para cuando se tiene una certeza pero se consulta a los demás haciendo más caso de su opinión, la cual suele ser errónea. Es la flor de la sabiduría, pues esta se halla en nuestro interior: no necesitamos acudir a otros para pedir consejo, pues la respuesta la guardamos dentro. Atención a esta flor, ya que, actualmente, hacemos más caso de los medios de comunicación y de lo que nos rodea (lo aparente) que de nuestra intuición o conocimiento.

CRAB APPLE, la falta de autoestima visto de otra manera: con vergüenza o sentimiento de suciedad, asco.

GENTIAN, para pensamientos negativos, pesimismo, no se emprende nada, pues lo primero que se plantea es el fracaso. Cuando solamente nos fijamos en el mundo material, y al ser este caduco, lo que nos transmite es sensación de límite, inseguridad; por lo tanto, negatividad. Es volviendo al espíritu cuando encontramos los altos valores. Es la flor que transmuta lo negativo en positivo.

GORSE, para la falta de esperanza, cuando uno tira la toalla y ya no espera nada bueno. Esto es algo que se ha de evitar, pues dice el doctor Bach que no podemos vivir sin esperanza; es más, estamos obligados a crear o renovar la esperanza en los demás. Posiblemente la situación no es tan complicada, puede ser un apego al pasado, no permitiéndonos adaptarnos a las nuevas circunstancias, por ejemplo. Normalmente, la solución es mucho más sencilla de lo que parece, otra cosa son los apegos… Esta flor ayuda a ver la situación crítica de una forma no tan negra, sino como parte necesaria de la evolución o cambio, la cual conduce a un nuevo y espléndido día.

MUSTARD, para estados ambivalentes de euforia y depresión o para estados depresivos profundos. Puede ser una situación en la que parece como si una nube negra nos invadiera.

PINE, ya habrás visto que redundo en esta flor, pues es más importante de lo que parece. Tanto en terapias como en la vida cotidiana estoy observando que la gran mayoría tenemos tan, tan, tan arraigado el sentimiento de culpa que, muchas veces, pasa desapercibido, siendo un sentimiento totalmente corrosivo y, ¡atención!, AUTODESTRUCTIVO. Es más, la persona que necesita esta flor junto con CRAB APPLE, ¡mucho cuidado!, ya que es una mezcla explosiva de la cual hay que huir a toda velocidad; sin exagerar, puede ser una auténtica trampa mortal. Siempre, siempre tenemos la prerrogativa divina de elegir, siempre podemos elegir en todas y cada una de las situaciones y no nos podemos permitir, ni un ápice, elegir o alimentar un estado negativo porque, además, estos estados son muy atractivos, atrapan y, cuando menos nos damos cuenta, el salir de ahí es muy difícil o se torna complicado. Por lo tanto, erradiquémoslo desde el principio.

RED CHESTNUT, para la preocupación excesiva de los demás, con lo cual, al proyectarnos hacia fuera, perdemos nuestro centro. La flor ayuda a preocuparse por uno mismo que es donde está la cuestión.

WALNUT, la famosa flor para los cambios que tanto nos traen de cabeza. Es cierto que vivimos una época de profundos cambios, y esta prolífica flor nos va a ayudar a adaptarnos a la nueva situación y a tomar decisiones sin que los demás interfieran en ellas.

WHITE CHESTNUT, para pensamientos repetitivos, descontrolados, muy útil para la relajación, meditación o para encontrar la paz mental.

Seguramente podría especificar más flores, pero ya entrarían en el terreno personal de cada uno. De todos modos, te invito a repasar todas las flores en el *blog*, por si te identificas con alguna de las anteriores.

Te recuerdo que las flores son tan maravillosas y perfectas que solamente pensar en ellas ¡ya están actuando! ¡Abusa de ellas, que no producen sobredosis!

Dios existe - entrevista a Rafael López Guerrero (científico)

http://vimeo.com/11696179

Extracto:

«La Verdadera Ciencia está hoy mucho más avanzada de lo que nos imaginamos y de lo que muchos quieren contarnos. Pero parte del mundo sigue funcionando por inercia con arcaicos y densos conocimientos sin querer abrir los ojos a lo que –por fin- la ciencia ya ha demostrado:

Que todo es mental

Que vivimos en una realidad virtual (en un holograma)

Que podemos determinar nuestro destino

Que la muerte no existe

Que el tiempo es una creación del ser humano

Que podemos comunicarnos con el Universo a través de la Radiofrecuencia Cuántica Diferencial

Que Dios (entendido como una Energía Inteligente Universal) existe y que se puede demostrar empíricamente.

Podéis ver un extracto de 10 minutos de esta entrevista en http://www.youtube.com/watch?v=KiPcAtDBWW4

Las 5 heridas que te impiden ser tú mismo

Incluyo un artículo muy interesante obtenido de la página *Evolución Consciente*:

http://evolucionconsciente.org/5-heridas-que-te-impiden-ser-tu-mismo/

Nuestra alma elige los padres y las circunstancias de nacimiento por razones muy precisas. Venimos a experimentar una serie de vivencias para sanar una serie de heridas, y así integrar la personalidad con el alma. Venimos a aprender a aceptar y amar incondicionalmente partes de nosotros que hasta ahora han vivido ignoradas y con miedo. Somos atraídos hacia padres con heridas como las nuestras para recordarnos que hemos venido a amar.

Aprender a aceptar nuestras heridas es aprender a ser responsables y a amarnos incondicionalmente, y esa es la llave para la transformación y la sanación del alma.

¿Te has dado cuenta de que cuando acusas a alguien de algo, esa persona te acusa a ti de lo mismo? Verifícalo con la otra persona, y aparte de sorprenderte, verás cómo te liberas de juicios.

No aceptar nuestra herida, sentirnos culpables, con vergüenza o juzgarnos, es atraer circunstancias y personas que nos harán sentir esa herida no aceptada. Aceptar la herida no significa que sea nuestra preferencia tenerla; significa que, como seres espirituales que elegimos vivir la experiencia humana para espiritualizar la materia, nos permitimos experimentar esa herida, sin juzgarnos, y aprender de la experiencia. Mientras haya miedo, hay herida y hay un juicio o creencia que bloquea su sanación. Cuando aprendemos a aceptar nuestras heridas estamos desarrollando el amor y estamos espiritualizando la materia.

La sanación se produce totalmente cuando nos aceptamos a nosotros. El perdón hacia uno mismo es lo que finalmente nos sana, y para eso hay que aceptar que uno mismo es responsable de todo lo que le ocurre, y aceptar que ha acusado a otros de hacer lo que uno mismo hace a los demás. En el fondo, todos somos humanos, y aceptar nuestras limitaciones es lo que nos hace humildes y nos permite descubrir nuestra herencia divina.

Las cinco heridas del alma más comunes son:

– El rechazo

– El abandono

– La humillación

– La traición

– La injusticia

No necesariamente tenemos las cinco heridas. Con humildad y sinceridad, cada cual puede reconocer sus heridas. Reconocer nuestra limitación humana es el primer paso en el proceso de sanación. Si nos cuesta identificar nuestras heridas es porque nos ocultamos tras una máscara, que se construyó para no ver ni sentir esa herida.

Lise Burbeau

OTROS TÍTULOS
PUBLICADOS POR ESTA EDITORIAL

UN RECETARIO DE FLORES DE BACH

Un recetario imprescindible para cualquier terapeuta floral y para todas aquellas personas que se preocupan por la salud en general, pues encontrarán en él un material valiosísimo, fruto de largos años de experiencia e investigación por parte de la autora.

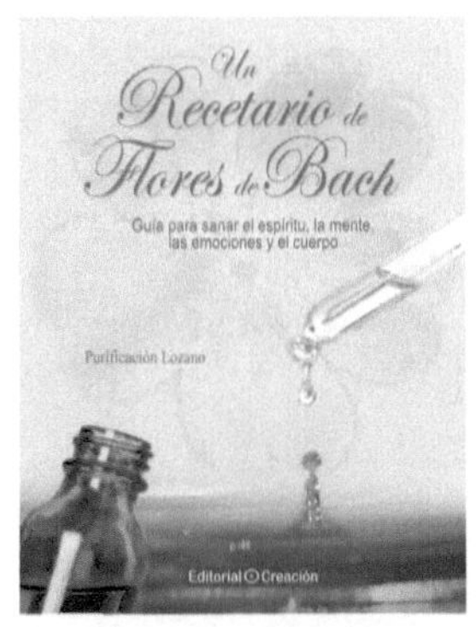

RESPUESTAS ANGÉLICAS

Este libro nos ayudará a obtener respuesta a cualquier pregunta a través del programa de los 72 ángeles de la Cábala.

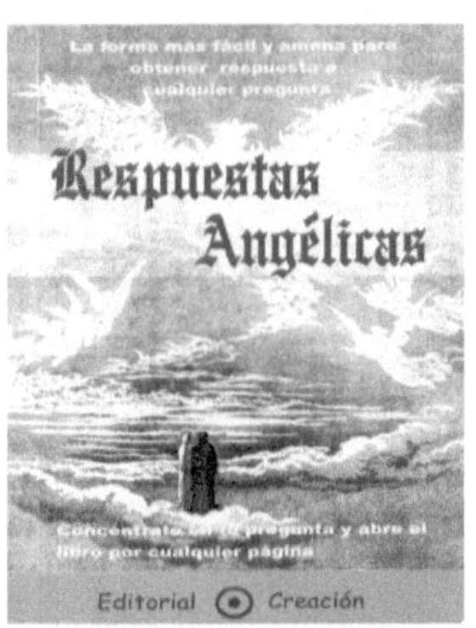

JESÚS Y CRISTO, HISTORIA OCULTA DE UNA MISIÓN DIVINA

¿Quién es Jesús?, ¿quién es Cristo?, ¿cuál fue su Misión?, ¿está cerca Su segunda venida? ¿En que punto evolutivo se encuentra la Humanidad actualmente? ¿Por qué se produjo la caída terrenal y que consecuencias tuvo para el ser humano?
Todas estas preguntas, y muchas más, son contestadas con claridad en este libro revelador.

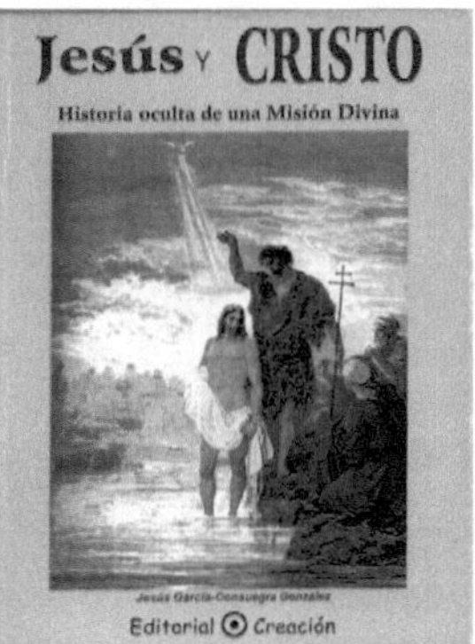

9 788415 676591